健康素养提升系列

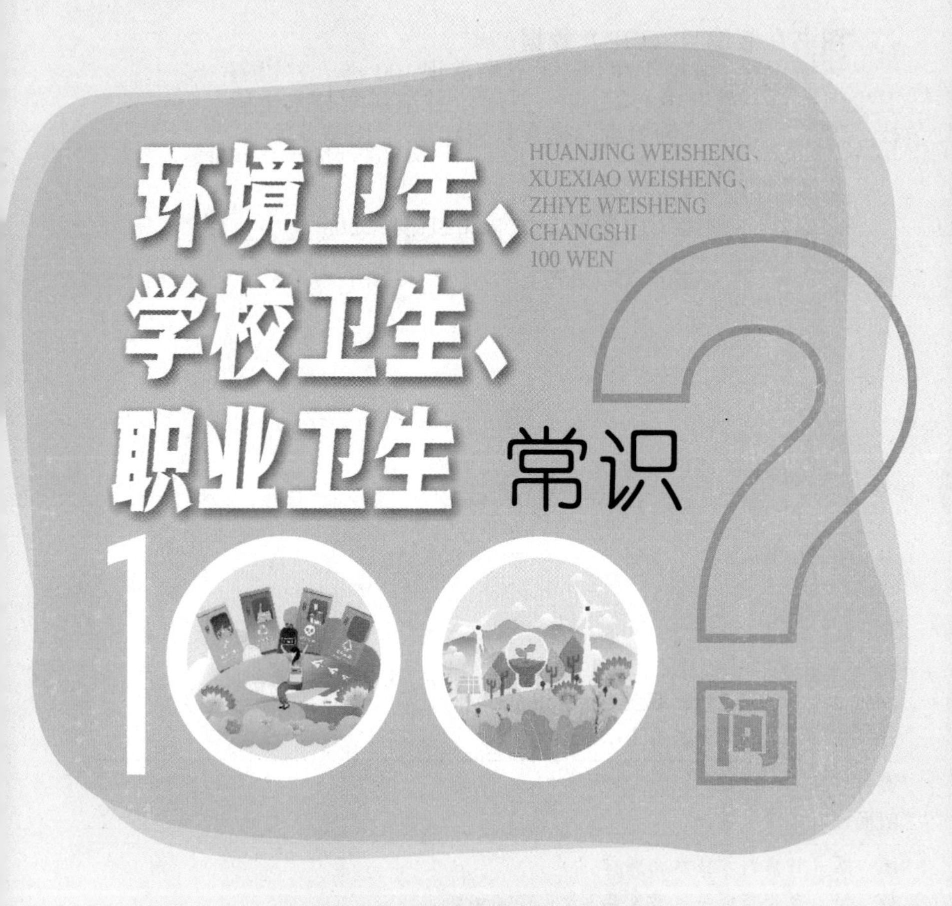

甘肃省卫生健康宣传教育中心　编

甘肃科学技术出版社

甘肃・兰州

图书在版编目（CIP）数据

环境卫生、学校卫生、职业卫生常识100问 / 甘肃省卫生健康宣传教育中心编. -- 兰州 : 甘肃科学技术出版社, 2024. 7. --（健康素养提升系列）. -- ISBN 978-7-5424-3210-0

Ⅰ. R126.2-44; G478-44; R13-44

中国国家版本馆CIP数据核字第2024YJ1622号

环境卫生、学校卫生、职业卫生常识100问

甘肃省卫生健康宣传教育中心　编

责任编辑　陈学祥

封面设计　麦朵设计

出　版　甘肃科学技术出版社

社　址　兰州市城关区曹家巷1号　730030

电　话　0931-2131572（编辑部）　0931-8773237（发行部）

发　行　甘肃科学技术出版社　　印　刷　甘肃日报报业集团印务分公司

开　本　880毫米×1230毫米　1/32　　印　张　3.125　字　数　57千

版　次　2024年7月第1版

印　次　2024年7月第1次印刷

印　数　1~20 100

书　号　ISBN 978-7-5424-3210-0　　定　价　16.00元

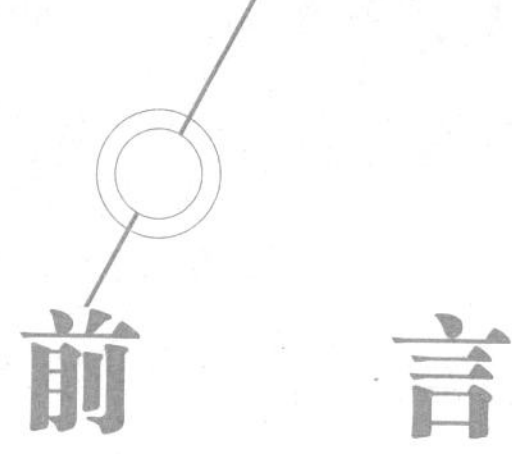

前　言

全民健康既是中国式现代化的重要基础，也是中国现代化的重要指标。党中央、国务院高度重视健康素养促进工作，明确提出“提高全民健康素养水平，是提高全民健康水平最根本最经济最有效的措施之一”。《“健康中国2030”规划纲要》和《“十四五”国民健康规划》都提出，到2030年健康素养水平要达到30%的目标。大力推进全民健康建设，提升全民健康素养，不仅是健康中国建设的题中应有之义，也会对中国式现代化进程产生影响。

近年来，我国大力实施健康中国战略，出台一系列政策举措，推进健康中国建设，开展健康知识普及行动，取得明显成效。同时也要看到，我国居民健康素养仍有提升空间，甘肃省居民健康素养水平和发达地区相比还存在较大差距，农村居民的健康素养仍然有待提升。

为进一步推动卫生健康工作从“以治病为中心”向“以健康为中心”转变，更加全面系统提升居民健康素养，教育引导居民个人真正成为自己健康的“第一责任人”，贯彻落实甘肃省委、省政府《关于加快推进卫生健康事业高质量发展的意见》中提出的2027年全民健康素养水平提高到28%的目标，甘肃省卫生健康委员会、甘肃省卫生健康宣传教育中心特组织健康科普专家团队编写了“健康素养提升系列”丛书。丛书以生活常识和常见病、慢性病为主题，图文并茂、通俗易懂，旨在引导群众增强健康意识、提升健康素养、培养健康技能、促进健康行为，帮助读者树立预防为主理念，养成文明健康的生活方式。

由于编写时间较短，难免有不完善之处，敬请读者批评指正。

编者

2024年6月

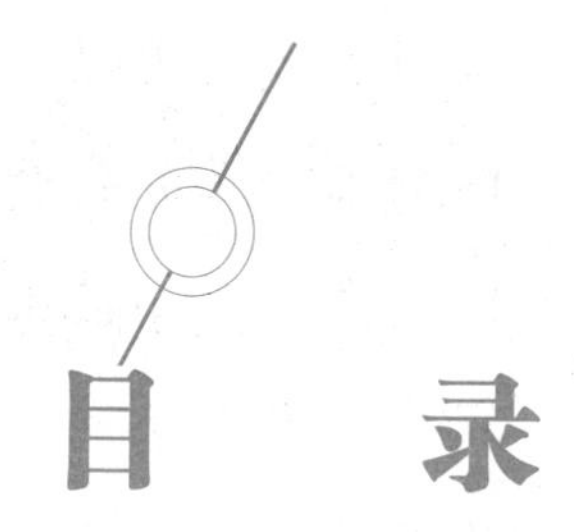

目录

一、环境卫生

二、学校卫生

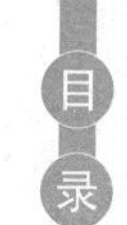
目
录

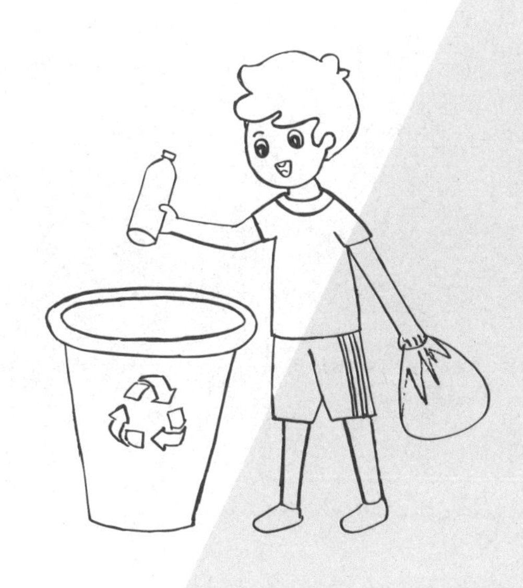

一、环境卫生

1. 家庭装修有污染吗？

有。只要家中进行了装修，就必然会有不同种类的污染，常见的主要有有毒气体的污染（例如甲醛、氡），对人体眼睛过度刺激的、由不合理镜面布置引起的光污染，水管材料引起的饮水污染，厨房油烟、排水不合理造成的环境污染，以及房间回音、门窗密闭性引起的噪声污染等。

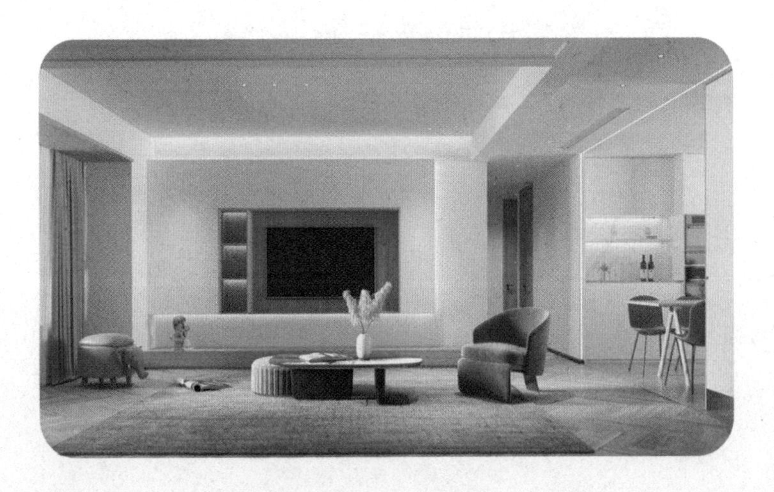

2. 装修释放的甲醛有害吗？

有。甲醛主要是对人的眼睛和鼻子有很强的刺激性，会出现不同程度的头痛、头晕、疲劳、恶心、呕吐、食欲不振，严重时还会引起呼吸道水肿、过敏作用，长期吸入会引起胎儿畸形，甚至死亡。

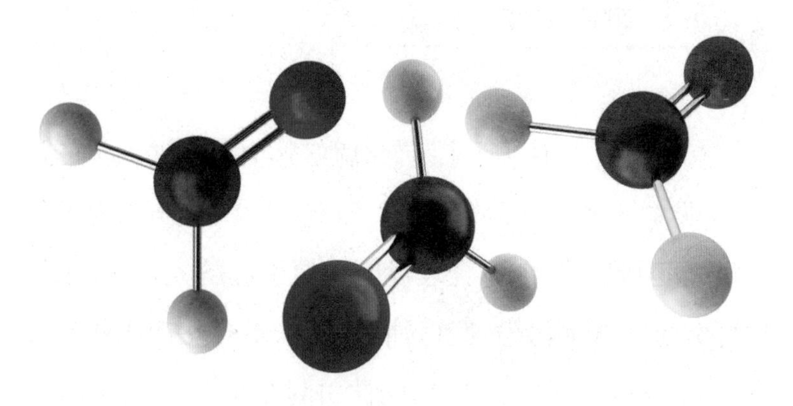

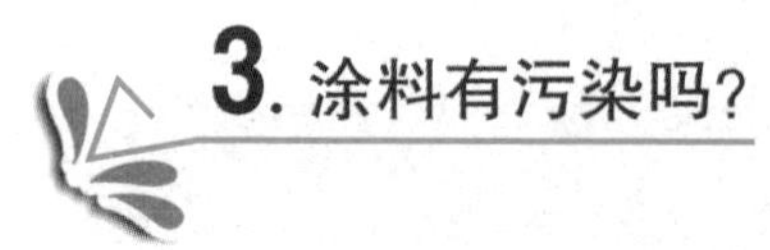

3. 涂料有污染吗？

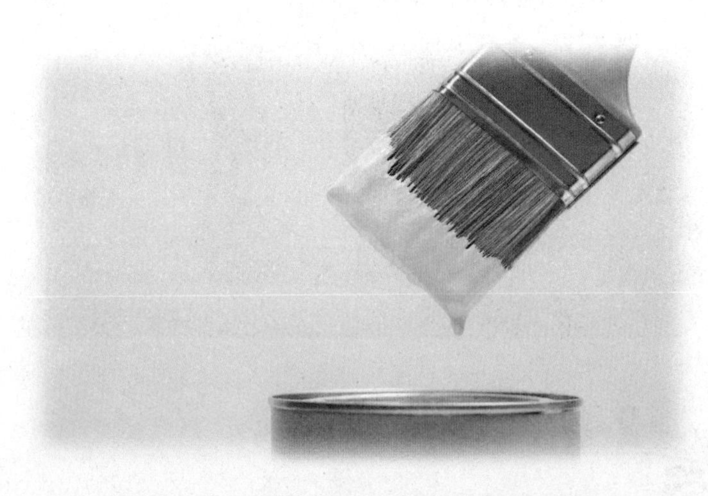

有。任何涂料里都会有不同比例的有机溶剂，会引起不同程度的污染及危害。常见的有甲醛（严重时会引

起癌症和白血病)、挥发性有机物(VOC,闻起来类似鱼腥味,刺鼻)、苯及苯系物(致癌物,有毒)、重金属(主要有铅、铬、汞,会引起血液问题)。

4. 装修用的黏合剂对人有害吗?

有。装修中的黏合剂就是我们常说的各种胶,比如玻璃胶、墙纸胶、白乳胶、美缝剂、发泡胶、瓷砖背胶等等,因为所有的黏合剂都会或多或少的含有添加剂,不含甲醛的可能性很低,甚至还会有VOC,会不同程度对人体产生危害,所以没有绝对的安全和环保。

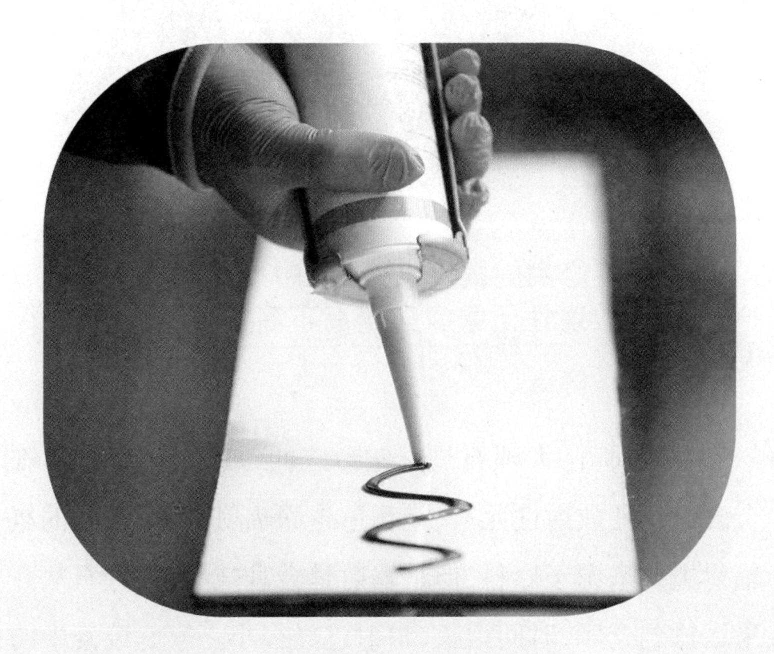

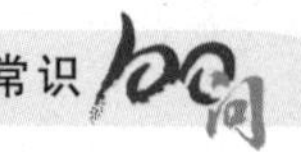

5. 实木家具无污染吗?

不是,有污染。实木家具并非零污染,因为在家具制作过程中,会有一系列的防虫、防霉、涂胶、喷漆等加工处理,这些加工材料里的有害物质同样会造成污染。

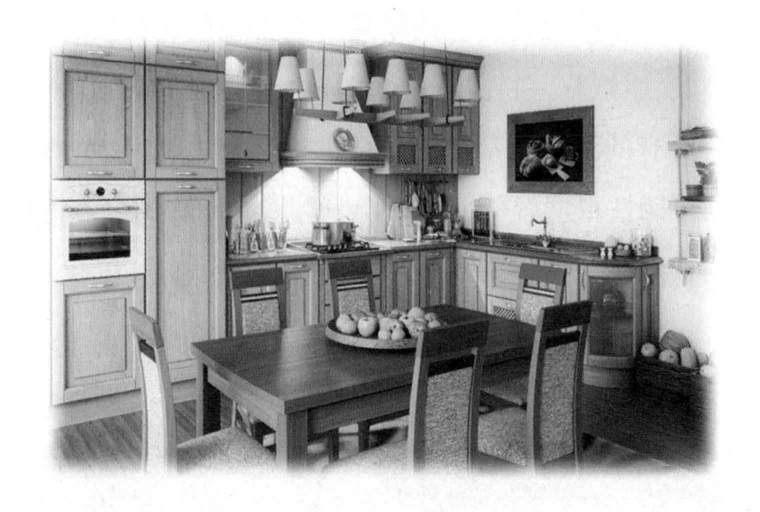

6. 装修用的瓷砖、大理石中放射性元素氡含量高不高?

一般而言,大理石是天然形成的,成分复杂,基本都会含有一些放射性元素,且颜色越深辐射越大,瓷砖的氡辐射主要来源于原料,但是辐射是会衰减的,大理石从开采运输到仓库,时间很长,辐射已经很小。家庭装修中的氡污染可以通过室内通风换气有效降低。

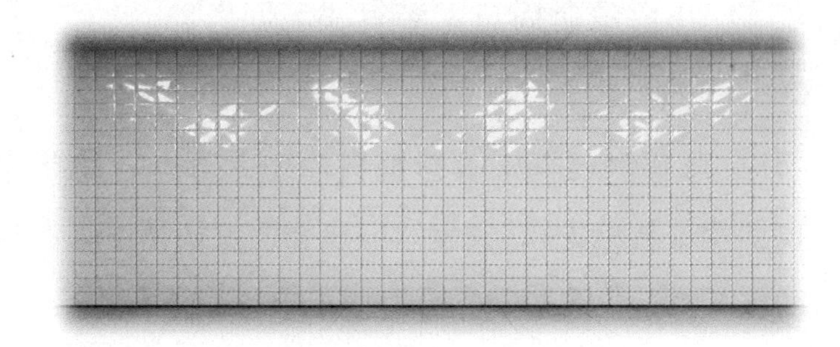

7. 只贴壁纸是不是无污染?

不是。贴壁纸主要污染是甲醛,聚氯乙烯(PVC)墙纸因为材料还会带来致癌风险。这是因为壁纸本身是没有甲醛的,基本无污染,但是粘贴所用的胶水含有一定的甲醛。此外,对于质量不达标的墙纸,因为原料的不合格也会导致甲醛、苯污染。再者,壁纸上的印刷颜料本身也会带来重金属污染,对儿童影响较大。

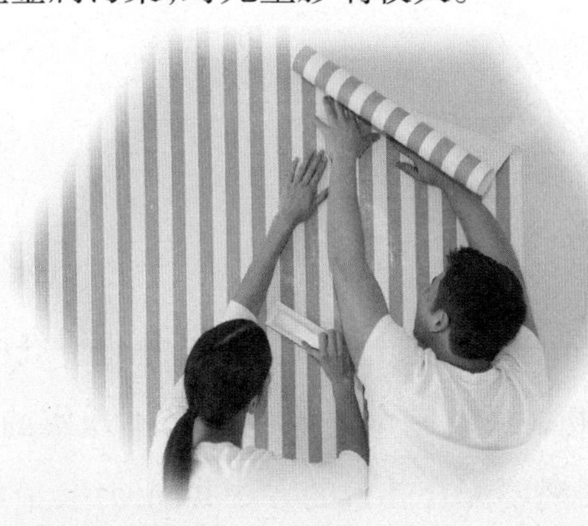

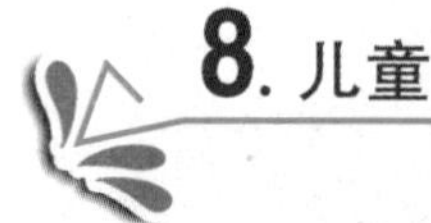

8. 儿童白血病与家装有关系吗？

有。在装修过程中装修材料当中含有一些化学物质，比如苯及其衍生物，会导致白血病的发病率增高。其次，油漆、沥青、胶这些都会影响孩子的身心健康。

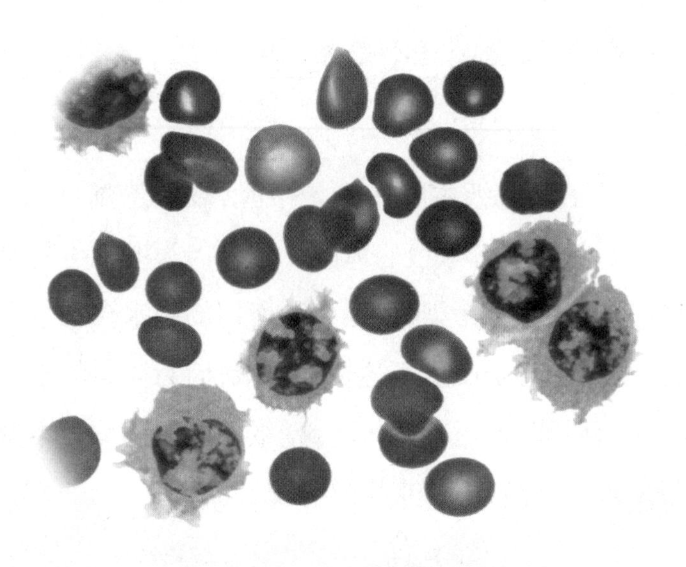

9. 养花能除甲醛吗？

不能。养花主要通过阳光直射，净化空气中的二氧化碳，但是想靠绿植完全去除甲醛是不现实的，效果甚微，所以除甲醛要配合其他的方法共同使用，最快的方法就是把室内的窗户都打开来通风。

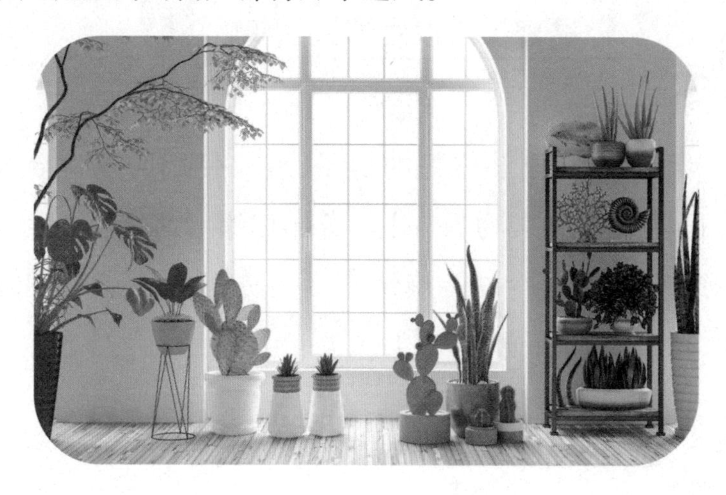

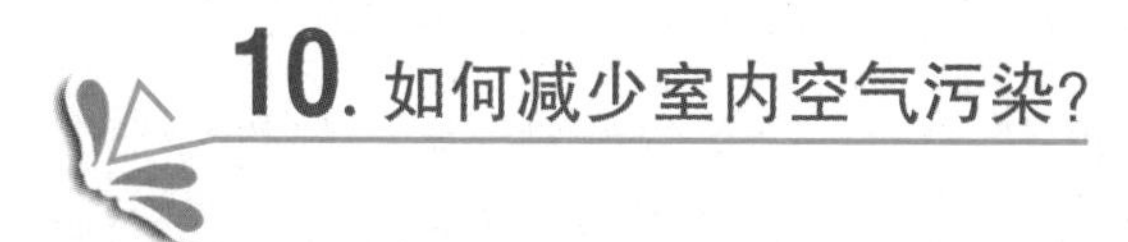

10. 如何减少室内空气污染?

主要方法有:增加室内通风换气,室内戒烟,保持厨房的通风换气以降低污染物浓度;也可以再种植一些绿色植物,减少二氧化碳浓度,净化空气。

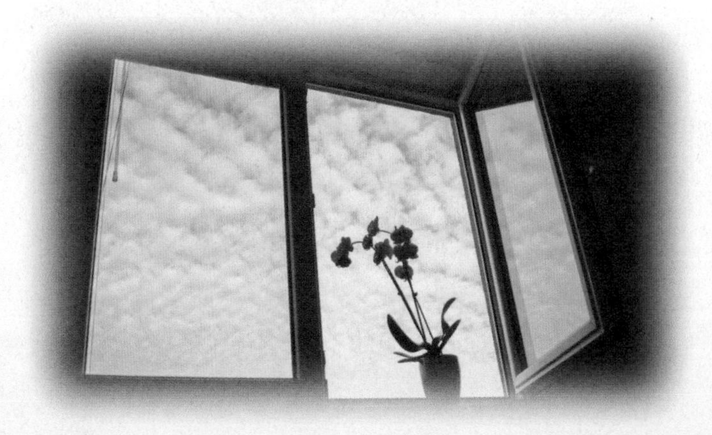

11. 装修完可以立即入住吗?

不可以。刚装修好的房子，装修使用的建材会释放很多有毒有害物质，对人身体健康有害，比如大家熟悉的甲醛。所以装修结束后要先开窗通风一段时间，增加空气流通。

12. 什么是水性涂料?

水性涂料主要有三种：水溶性涂料、水稀释性涂料、水分散性涂料，通常是指可以用水或水溶性材质溶解的涂料，比如平常所用的内外墙涂料乳胶漆。

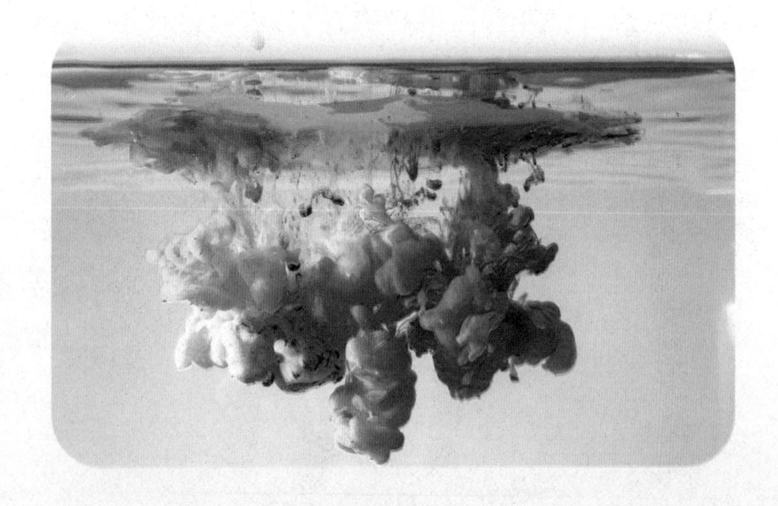

13. 什么是溶剂性涂料?

溶剂性涂料是指用有机溶剂溶解稀释制得的涂料。比如常见的清漆、调和漆。

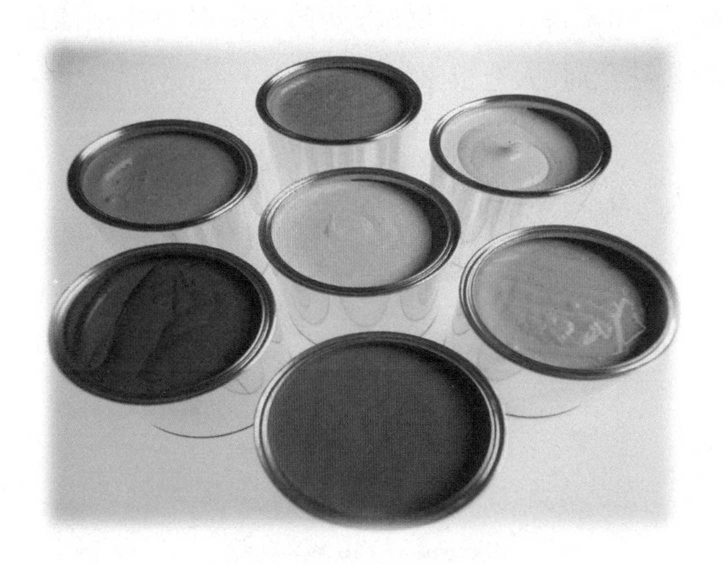

14. 什么是挥发性有机物?

挥发性有机物常用VOCs表示,通常是指在20℃条件下,可以挥发的全部有机化合物,大多数VOCs气味刺鼻,有毒,并且有致畸和致癌作用。可以形成细颗粒物($PM_{2.5}$)、臭氧,进而引发灰霾等大气环境问题。

15. 什么是苯系化合物？

苯系化合物是指分布在人类生产生活环境中，对人体有危害的含苯环化合物、常见污染物，包括苯及衍生物。主要来源于汽车尾气，建筑装饰材料中油漆的添加剂，黏合剂，人造板家具，等等。

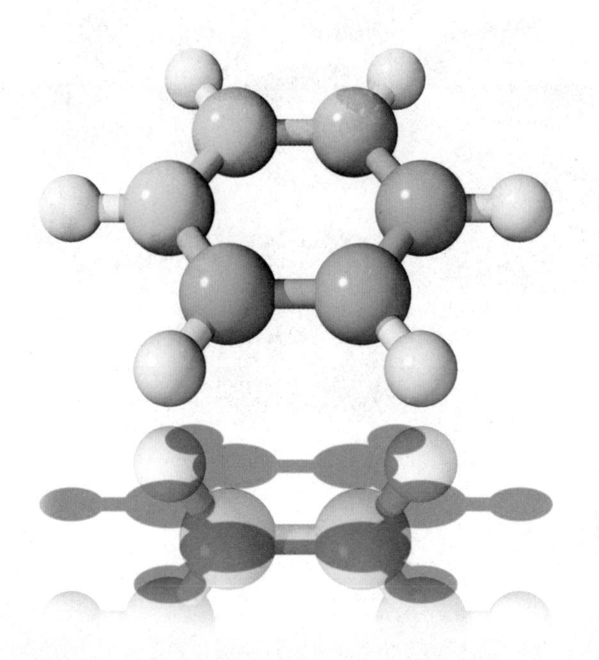

16. 空气净化器能去除甲醛吗？

效果甚微。空气净化器主要是依靠滤芯中的活性炭来吸附空气中的部分污染物。所以空气净化器有用但是功效有限，如果较长时间内去除甲醛还是需要开窗通风，将室内空气进行置换，以保证室内空气新鲜。

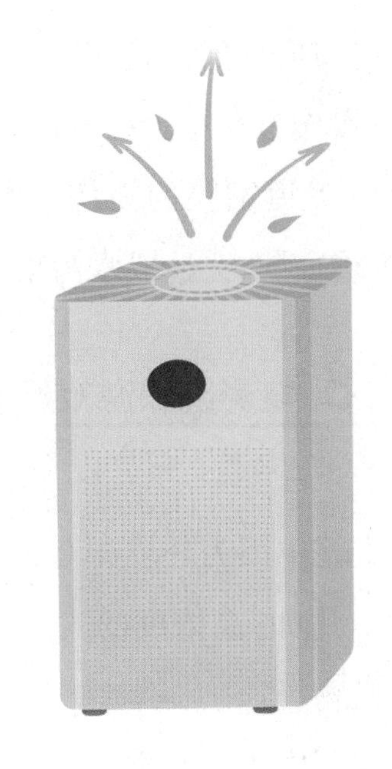

17. 理发店或美容院有哪些污染?

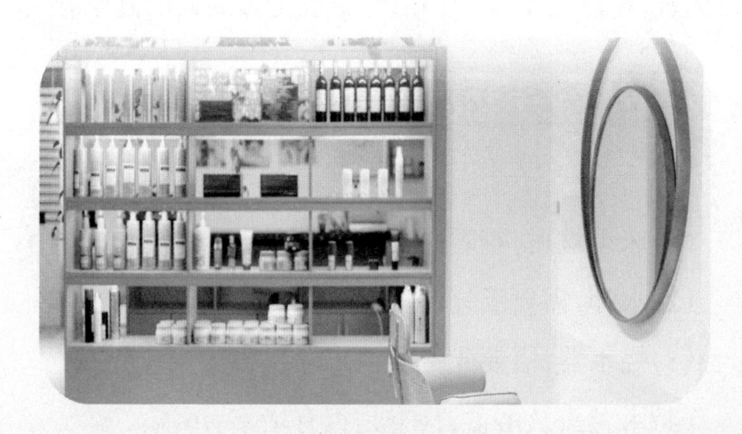

理发店和美容店如果通风不良，会因烫发剂、染发剂

等化学物质的挥发而造成空气污染。美发用品中含有氨水，烫发操作过程中会挥发出氨气。氨气是刺激性气体，会造成呼吸道黏膜的损伤。此外，排放的废水中，含有铅、砷等重金属，会造成水污染。

18. 电影院和游戏厅有哪些污染？

电影院中因为环境相对密封，人员密集，会有空气污染问题。比如：高浓度的二氧化碳、细菌病毒、甲醛和挥发性有机物等。

游戏厅中主要有空气污染和辐射电波。空气污染主要是来源于二手烟以及人体活动时所产生的废弃物，包括可吸入颗粒物、细菌、二氧化碳、一氧化碳/苯系物、甲醛等等；另外，电脑所散发的辐射污染也会影响人的健康。

19. 宾馆住宿应该注意哪些个人卫生？

(1)床单被褥，查看是否有污点或者杂物。

(2)水杯，需要反复清洗，最好开水消毒。

(3)烧水器，需要先煮沸消毒一次再使用。

(4)水龙头及浴盆，检查是否有堵塞、污渍。

(5)浴盆，需要高温杀菌，清除污渍。

(6)一次性用品,检查生产厂家,以及密封性是否完好。

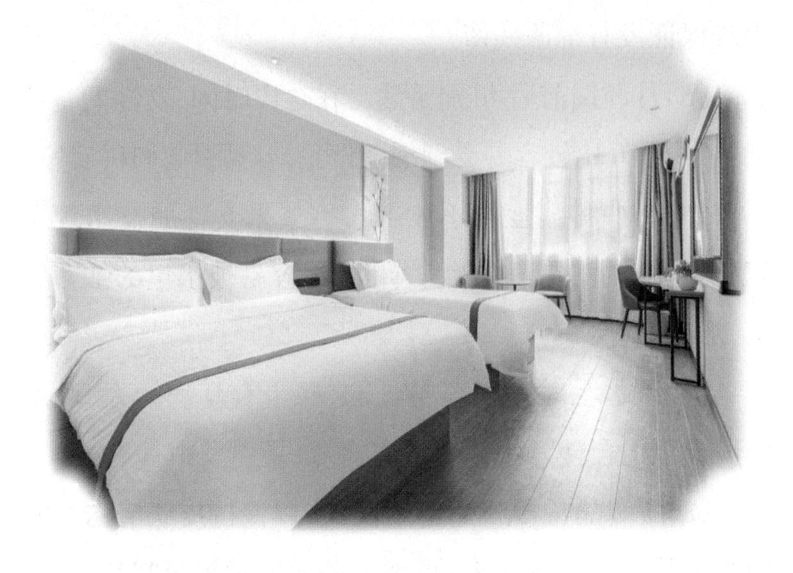

20. 游泳馆和洗浴中心应该注意哪些个人卫生?

(1)自备泳帽、毛巾、泳镜等个人用品,避免与他人共用物品。

(2)应该佩戴好密封性好的游泳镜,并且在整个过程中尽量不要摘下,减少眼睛接触细菌的机会。

(3)不要坐在池边休息。因为池边的地面经常被人们光脚踩来踩去,脚上的霉菌也因此沾在地上,女性坐在上面很容易引起霉菌性阴道炎。

(4)不要直接接触公用椅凳。更衣室通常都比较简单，凳子、马桶都是公用的，尽管管理人员会定期清洁，但很难保证没有细菌残留。

（5）月经期前后4d别游泳。在这段时间，女性的身体抵抗力下降，比较容易受到细菌侵犯，容易引起妇科疾病。

（6）有妇科病症状不能入水。如果女性朋友出现了妇科炎症，尤其是正在治疗期间，很容易被水里的细菌感染，加重病情。

（7）入水池时耳朵容易进水，原来有耳病的人，脏水停留在耳内会使耳屎软化造成堵塞，易引发中耳炎。

（8）游泳后应尽快用清水洗澡，以保持皮肤清洁。病菌很容易残留在皮肤上，再加上游泳池常用氯制剂消毒，容易刺激皮肤，所以，游完泳应认真地洗个澡。

（9）人们进入水池时，池水常会进入口腔，一些病菌也随之而来。如果不及时清洁口腔就吃东西，这些病菌就会进入胃肠道。

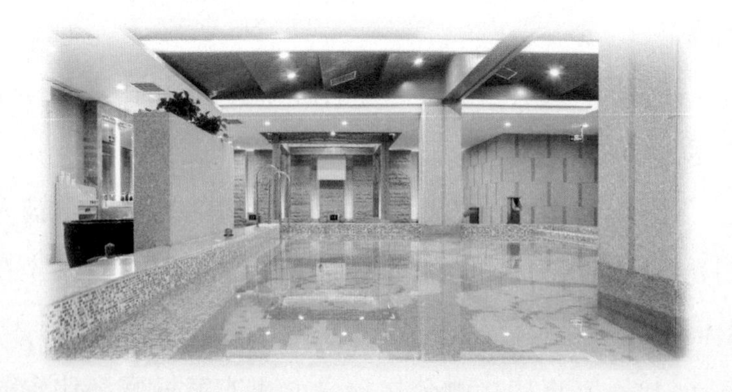

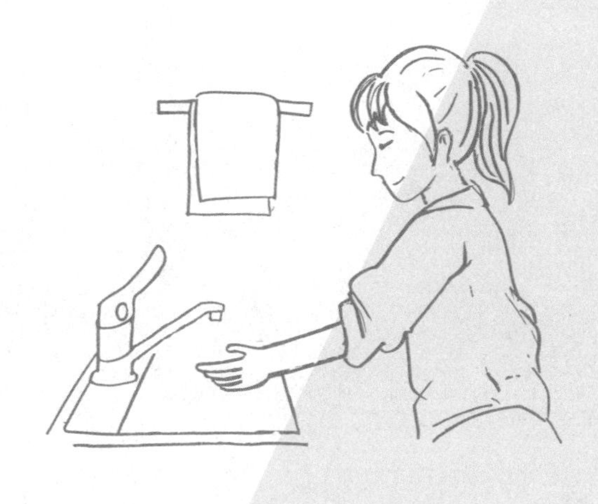

二、学校卫生

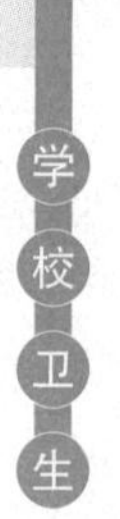

21. 学校教室的照明有标准吗?

有。GB/T 36876—2018《中小学普通教室照明设计安装卫生要求》;GB 7793—2010《中小学校教室采光和照明卫生标准》;GB/T 40070—2021《儿童青少年学习用品近视防控卫生要求》,还有各种行业标准及地方标准。

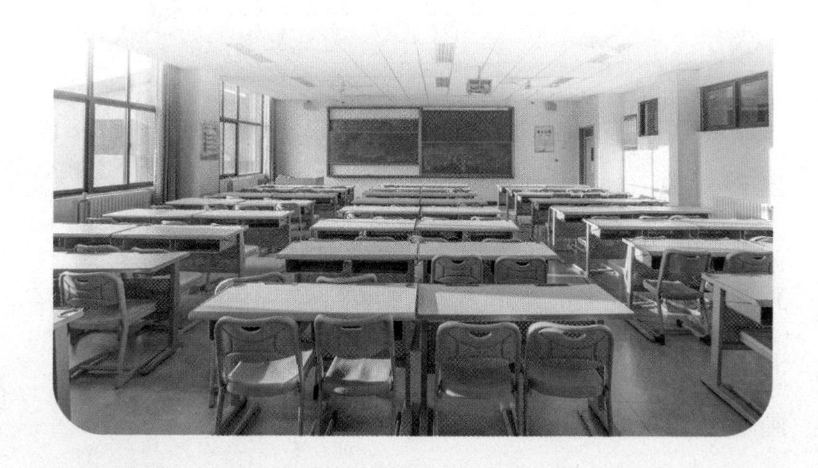

22. 学生的课桌椅子有标准吗?

有。国家标准:GB/T 3976—2014《学校课桌椅功能尺寸及技术要求》;行业标准:QB/T 4071—2010《课桌椅》。

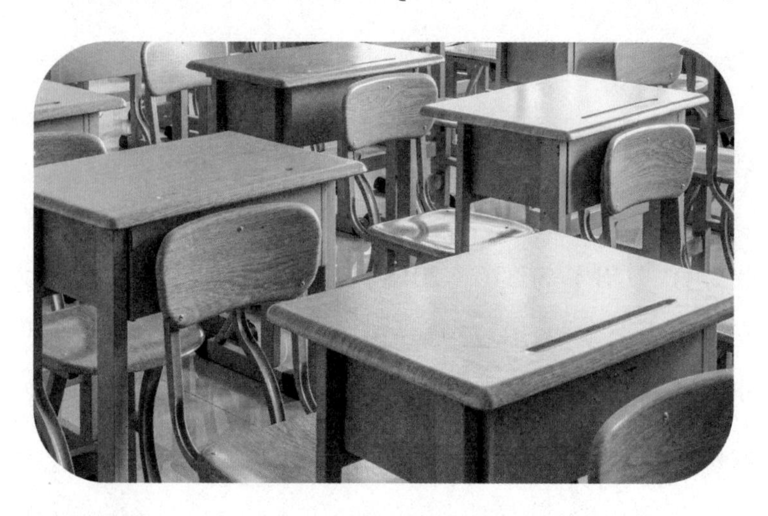

23. 学生的坐姿会影响发育吗?

有影响。如果坐姿不好,会引发脊柱及颈椎的发育出现异常,影响正常身高的同时,导致眼睛近视、脊柱侧弯、驼背、颈椎病等问题的发生。

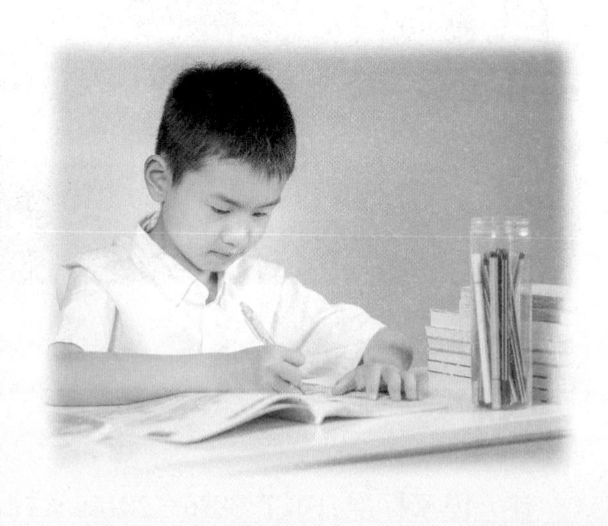

24. 学生的哪些习惯容易导致近视?

(1)生活中的坏习惯:看电视过多用眼时间过长,看书学习不注意距离,在行驶的车上或走路时看书,躺着看书。

(2)不好的饮食习惯:挑食,摄入营养单一,导致营养不足影响视力。

(3)沉迷网络。

(4)不爱运动,缺乏锻炼。

(5)不良的环境因素:经常在一些光线过强或者过弱的地方读书,引起视疲劳,眼睛调节过度或痉挛形成近视。受到噪声污染、空气雾霾等影响,也会影响视力。

(6)缺乏睡眠。

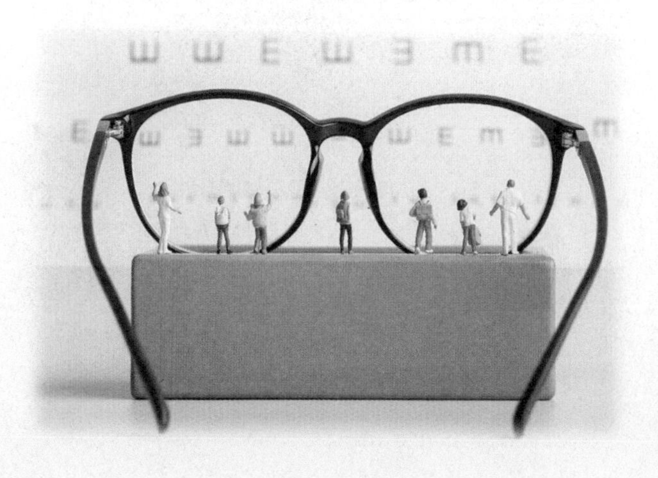

25. 学生睡眠不足影响发育吗?

有以下影响:

(1)影响脑功能。睡眠不足使脑组织和细胞得不到充分休息和修复,导致记忆力、反应能力下降,抑制脑功能的发展,阻碍智力发展。

(2)影响身高、体重增长。夜间睡眠不充足,会导致生长激素释放减少,影响消化液的分泌,进而导致学生出现食欲不振、便秘、消化不良,身高和体重都会受到影响。

(3)其他危害。会影响呼吸功能和心血管功能。因为只有在睡眠时,部分肺脏和心血管才会处于休息状态。

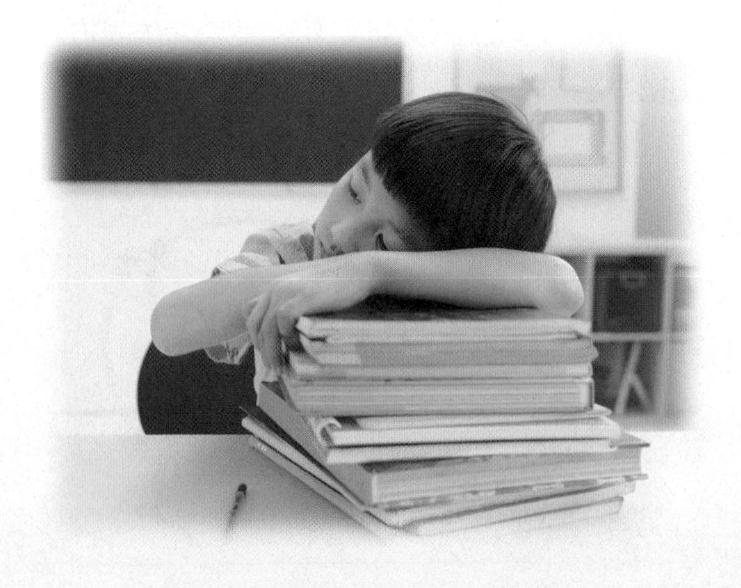

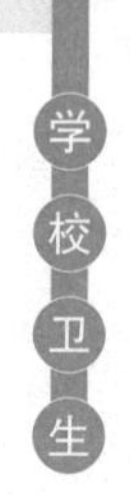

26. 学生吸烟会影响健康吗?

会。①吸烟导致血栓,引发各种心脏病。②导致多种脑部疾病,智力衰退及中风。③导致口腔癌和喉癌。④引发肺癌、肺气肿等各种肺部疾病。⑤降低流到新生骨骼的血量,影响骨骼发育,还会引发背痛、关节炎。

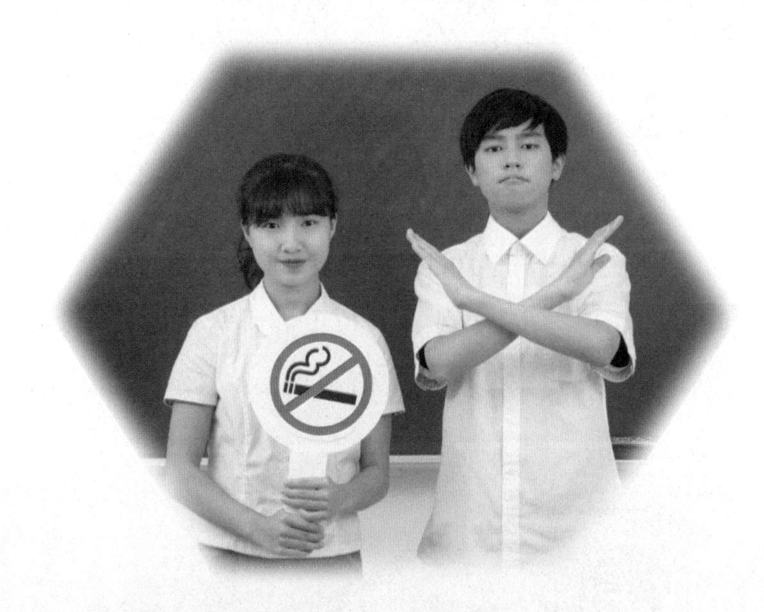

27. 学生少量吸食毒品不成瘾吗?

会成瘾。不成瘾是认识误区,依赖性是所有毒品的基本特性,吸食毒品都会成瘾。很多毒品的依赖性体现为心理依赖，产生顽固的“心瘾”。

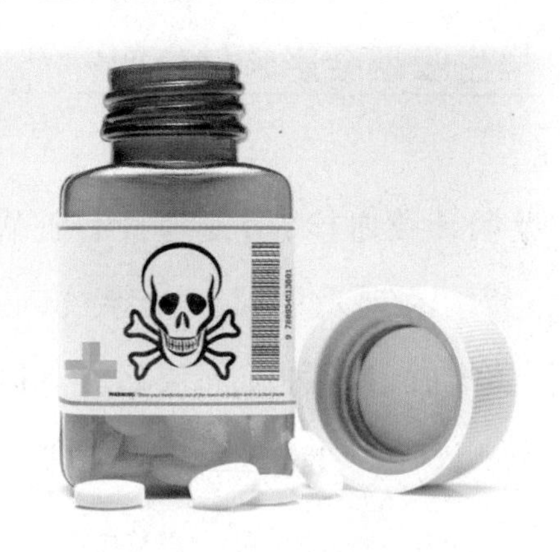

28. 玩电子产品能成瘾吗?

能成瘾。电子产品可以满足孩子和外部世界缺乏的联系，填补心理空虚；另外在虚拟世界中会增加自信，满足自尊心，寻求找到个人的价值和意义。生理方面会因为大脑分泌物产生的愉悦感而成瘾。

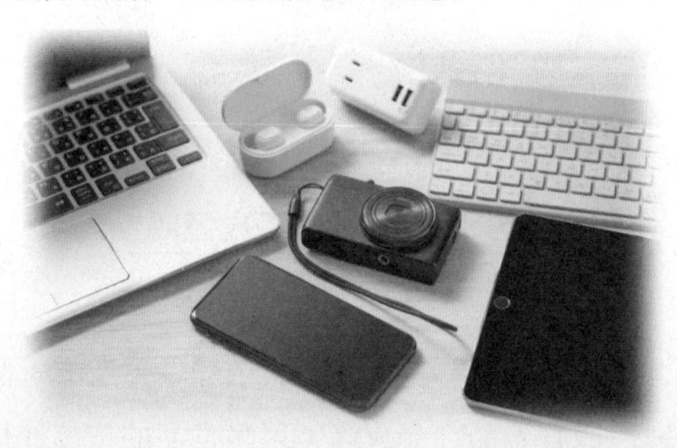

29. 突然发生地震怎么办?

趴下、掩护、稳住、不恋财！具体做法如下：

(1)保持镇静,就地避震。一定不能跳楼,不能夺窗而逃,躲避在坚实的家具下或墙角处,也可以到厨房、卫生间等小一些、承重墙多的空间暂时躲避。

(2)保护好头部和身体,避免受到伤害。

(3)不要乘坐电梯,如果正好在电梯,选择就近楼层出电梯。

(4)如果在厨房,要立即关火、关煤气,失火时立即灭火。

(5)在室外时远离高楼、电线、下水道以及各种管道。

(6)在公共场所,按照工作人员的指示行动,汽车靠路边停车。

(7)避难时徒步,最少限度携带物品,不贪财。

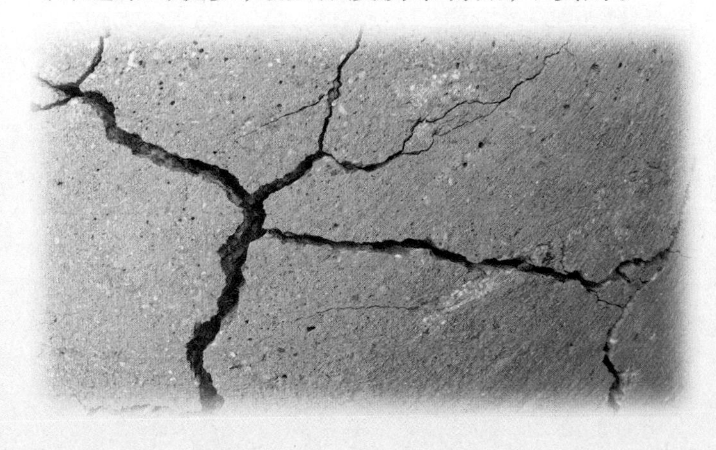

30. 突然发生火灾怎么办?

(1)保持冷静,立即拨打119火警电话报警。

(2)油锅着火,迅速盖上锅盖,不可以用水浇。

(3)电器起火,切断电源,用湿衣服灭火。

(4)液化气罐着火,用湿衣物捂压,迅速关闭阀门。

(5)寻找逃生通道,不乘坐电梯,关紧防火门,湿毛巾捂口鼻,避免吸入烟雾,低头弯腰迅速离开,贴地面匍匐前进也可。

(6)火势不大,要冲过大火时,用水弄湿棉被、毯子等,披在身上往外冲,减少烧伤的可能。

(7)火势太大,等待救援时,要防止火势和烟雾蔓延到自己的所在地,待在容易被发现的位置,如窗台、阳台等处。

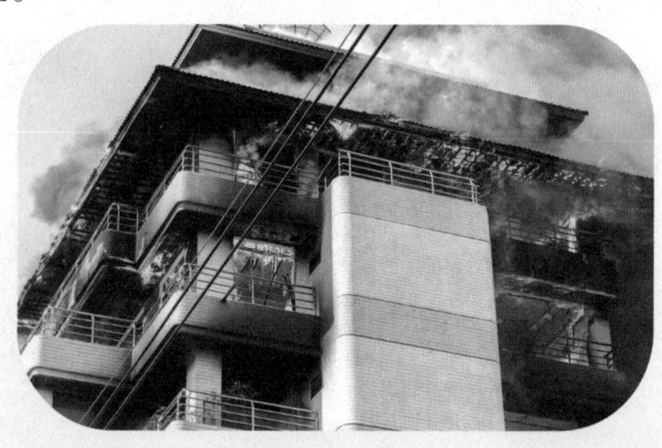

31. 发现同学有传染病怎么办?

(1)保持勤洗手、戴口罩等良好卫生习惯,尽量减少与传染源接触,做好个人防护。

(2)日常注意饮食、饮水卫生,保证充足睡眠。根据气温变化,适当增减衣物,注意保暖。

(3)多进行户外运动,加强体育锻炼,增强免疫力。

(4)保持室内卫生清洁,定时开窗通风。

(5)做好日常消毒杀菌工作,对生病的同学做到不歧视。

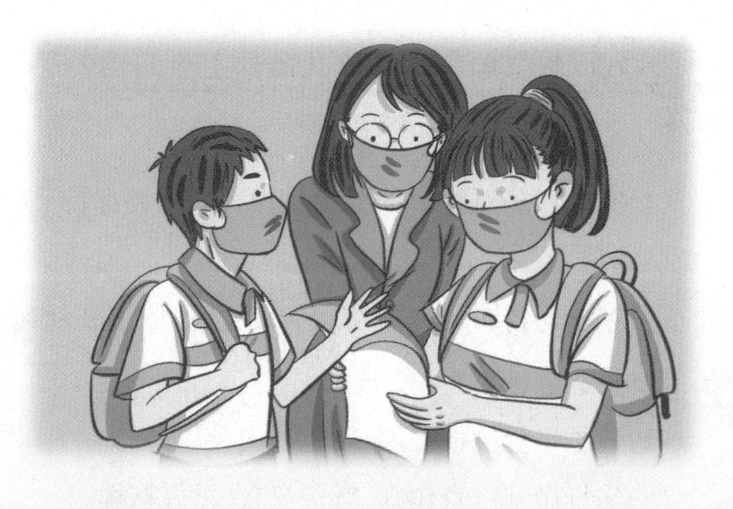

32. 学生喝饮料能代替水吗?

不能。饮料不能代替水,饮料中普遍含有较多糖分、色素、防腐剂、盐分等，补水效果不但不如白开水，经常饮用还会不利于健康，会引起肠胃、口腔、身体代谢等很多问题。

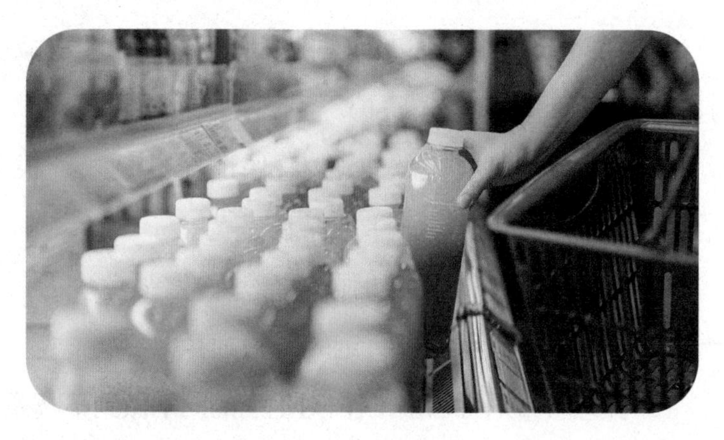

33. 怎样培养学龄前儿童的卫生习惯？

(1)家庭成员对孩子的要求和教育必须要保持一致，以免引起孩子心理紊乱。

(2)正确对待孩子的成功和失败，适当给予鼓励和表扬，鼓励再次尝试。

(3)孩子出现抗拒心理，要正面引导，不强迫。

(4)父母做到以身作则，言传身教，做好榜样。

(5)利用看图片、讲故事、教儿歌、游戏等形式达到培养的目的。

(6)在每天的生活当中，随机教育，让孩子体验讲卫

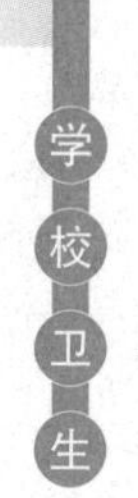

生的重要性。

(7)良好的习惯要反复练习,形成条件反射。

(8)幼儿的自制力较差,家长要不断督促提醒和检查,强化良好的习惯,形成自觉行动。

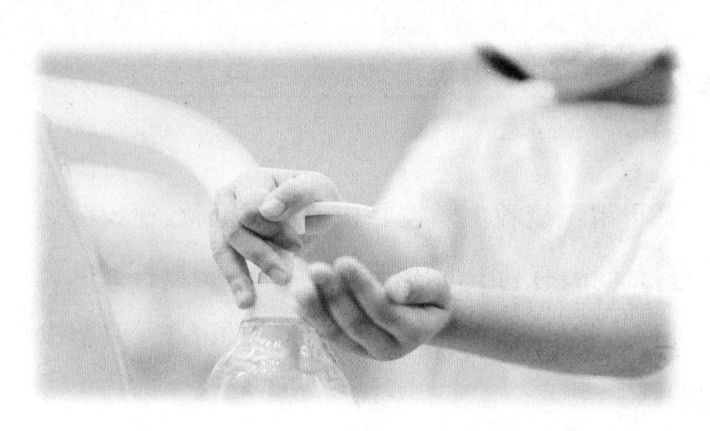

34. 怎样培养儿童不挑食、不偏食的好习惯?

(1)以身作则。不让父母的饮食嗜好影响孩子,及时调整父母的饮食习惯。

(2)增加食物的加工方式和花样。对儿童不爱吃的食物在烹调方法上下功夫,注意颜色搭配、适当调味或者改变形状,增加花样,让孩子有新鲜感,适应原来不爱吃的食物。

(3)孩子偏食,父母不可以强行纠正,不强迫进食,否则会适得其反。

(4)对于孩子克服偏食的每一点进步,父母都应给予鼓励,让孩子乐意保持自己的进步。

(5)让孩子参与食物的制作,吃饭时孩子就会比较积极,乐于品尝,偏食挑食的情况也会有所好转。

35. 学生出现集体食物中毒怎么办?

(1)组织抢救。学校要积极组织抢救,在校医的指导下进行催吐,有利于毒物排出。同时尽快拨打120,就近集中进行抢救处理,并派人到医院守护患者,及时解决相关问题。

(2)报告情况。学校要立即向相关部门报告中毒情况、时间、病症、人员,如果与投毒有关,还应向公安部门报告。

(3)保护现场。维持食品原有的状况,冷藏以备交给调查人员。

(4)配合调查。在专业救护人员到达后,学校要配合收集排泄物/呕吐物及洗胃液,并介绍具体情况开展流行病学调查。调查完毕后,对现场进行消毒清理。

(5)安抚情绪。学校要尽最大努力安抚中毒人员的情绪,做好家属沟通工作,维持正常的学校秩序。

36. 学校周边几毛钱的小食品安全吗?

不安全。这种几毛钱的小食品多以辣条、凝胶糖果、膨化食品为主,很不利于身体健康,配料表中都存在高油、高糖、高盐或者防腐剂、香精等各种添加剂。很多还超过了保质期。这些东西会影响儿童正常进餐摄取营养,在体内积累会诱发病变作用、危害肝脏等。

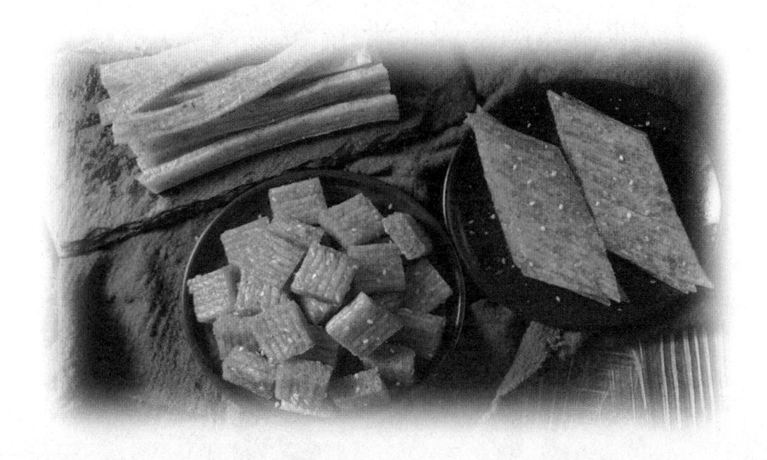

37. 如何预防学生的营养不良或肥胖?

营养不良和肥胖很大程度上是由于不良生活习惯和营养知识的缺乏造成的,会造成智力发育障碍、免疫力下降及高血压、冠心病、糖尿病等各种疾病。预防措施主要有以下几方面：

(1)培养学生良好的饮食卫生习惯，纠正不吃早餐、偏食、挑食及吃零食等不良饮食行为。要保证三餐定时定量，注意饮食多样化。

(2)加强日常体育锻炼，每天至少运动60min，减少静态活动时间，比如长时间看电视、上网、玩游戏等。

(3)深入学习有关科学知识及相关营养知识，建立科学的生活方式和良好的饮食行为。

(4)定期身体检查，及时治疗相关疾病。

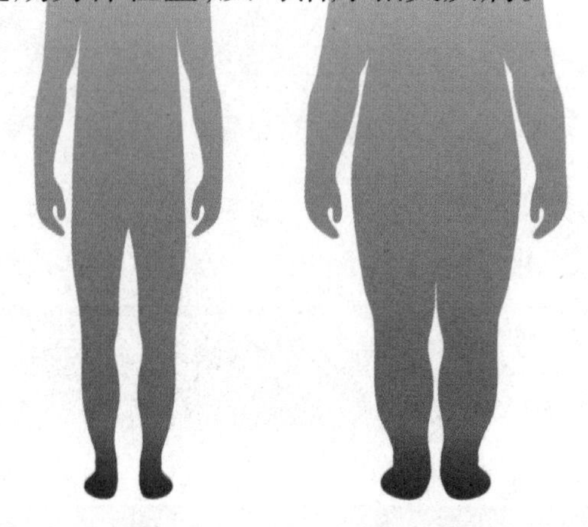

38. 儿童用含氟牙膏有好处吗？

有，但是危害更大。总的来说含氟牙膏对于预防龋齿(虫牙)是有效的，但是在使用的时候要注意用量。一般儿童在6岁以下，吞咽功能不完善，如果选择含氟牙膏不慎吞进口腔，日积月累会造成氟超标，影响骨骼及牙齿的发育。应该选择不含氟的牙膏比较好，尤其是3岁以下的儿童。

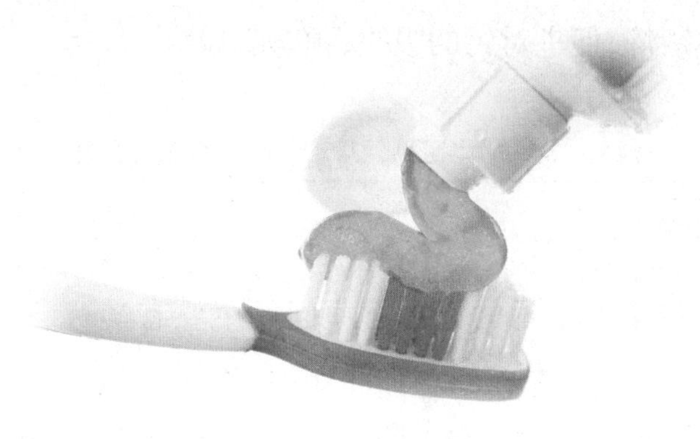

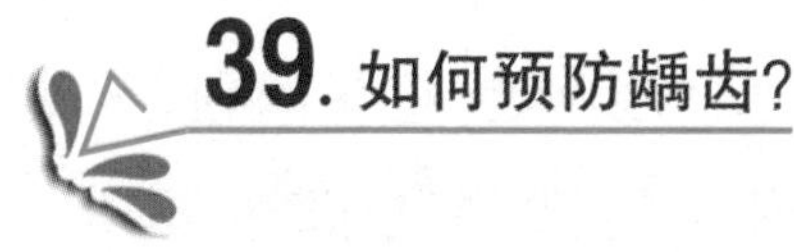

39. 如何预防龋齿？

（1）定期进行口腔检查。成年人每年最少一次，换牙期的儿童每隔3～6个月检查一次。

（2）养成良好的口腔卫生习惯。主要方法是漱口、刷牙、洗牙。每日三餐后都应用40℃左右的温水漱口，早晚各刷一次牙，牙刷选择要刷毛软硬适中，保证每颗牙齿都刷到，时间至少3min。用牙线清洁牙齿。成年人要及时清除牙齿上的污垢、牙结石和残留物。

（3）使用含氟牙膏刷牙。成年人应使用含氟牙膏刷牙，可以预防龋齿发生。但儿童因为吞咽功能不完全，应使用含氟较低或无氟的儿童牙膏，并在家长的监督下刷牙。

(4)可经常饮茶或用茶水漱口,也可预防龋齿的发生。

(5)养成良好的饮食习惯,加强身体锻炼。多吃蔬菜、水果等含有维生素、钙、磷的食物,使牙齿坚硬起来。加强身体锻炼,促进对钙的吸收,预防龋齿。

40. 中学生有哪些常见的心理健康问题?

中学生常见的心理健康问题主要有学习类问题、人际关系问题、青春期心理问题、挫折适应问题。具体有:自卑心理、逆反心理、孤独心理、嫉妒心理、唯我独尊心理、厌学心理、早恋问题、迷恋网络问题、追星问题、考试焦虑、情绪方面的问题、学业不良问题、考试作弊问题等。

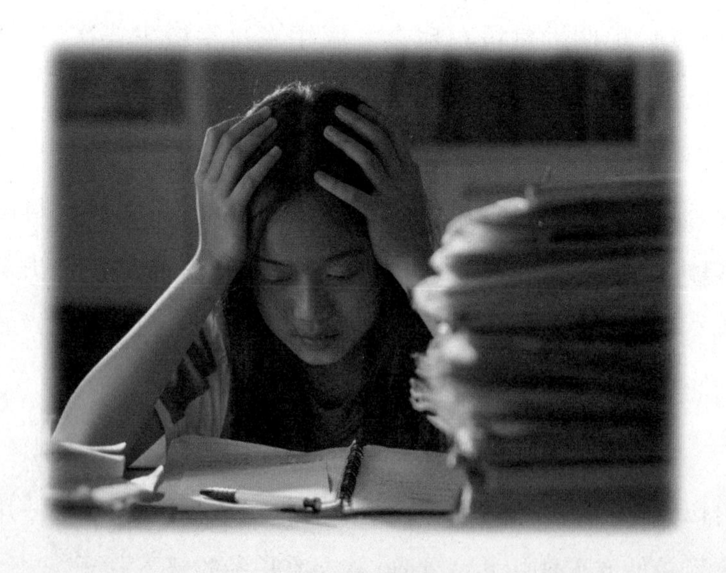

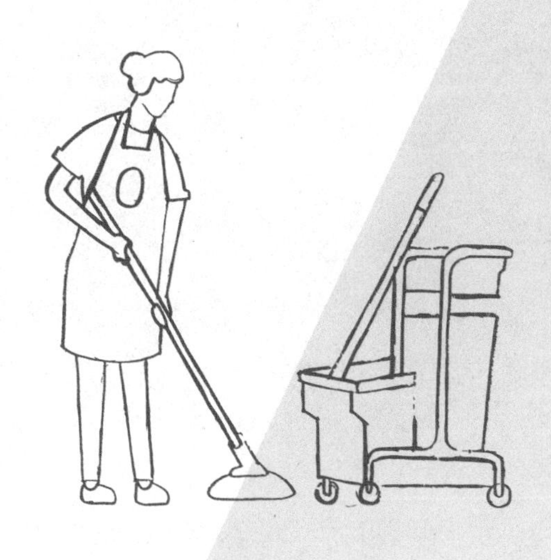

三、职业卫生

41. 什么是职业病？

职业病是用人单位的劳动者在工作期间，因为接触粉尘、放射性物质和其他有毒有害物质等因素而引起的疾病。

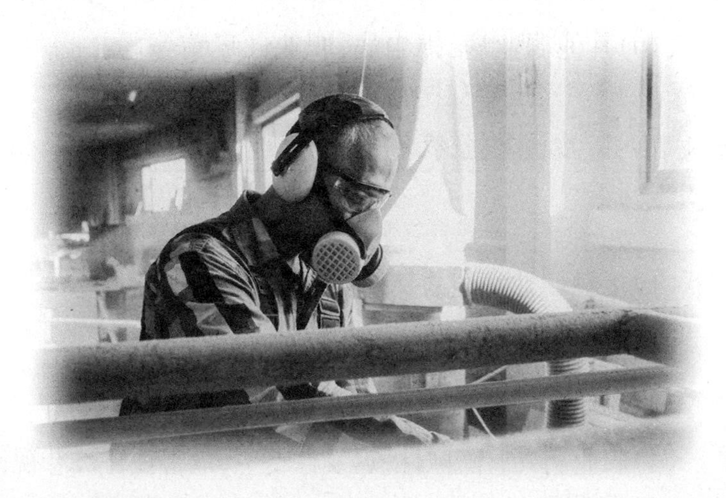

42. 我国职业病有哪些？

根据职业病分类和目录，法定的职业病分为10类132种。

(1)粉尘病(尘肺)；

(2)物理因素所致职业病：包括中暑、航空病、减压病、高原病等；

(3)生物因素所致职业病：包括炭疽、布鲁氏杆菌等；

(4)职业中毒：汞及其化合物中毒等；

(5)职业性放射性疾病；

(6)职业性皮肤病：光敏性皮炎、化学性皮肤灼伤等；

(7)职业性耳鼻喉口腔疾病：铬鼻病、噪声聋等；

(8)职业性眼病：电光性眼病、职业性白内障等；

(9)职业性肿瘤：石棉所致肺癌、联苯胺所致皮肤癌等；

(10)其他职业病：棉尘病、职业性哮喘等。

43.我国职业病的五个特点是什么？

(1)接触职业病危害人数多、患病数量大；

(2)职业病危害分布行业广，中小企业危害严重；

(3)职业病危害流动性大、危害转移严重；

(4)职业病具有隐匿性、迟发性特点，危害往往被忽视；

(5)职业病危害造成的经济损失巨大，影响长远。

44.判断是否患职业病的条件是什么？

(1)患病主体必须是企业事业单位或者个体经济组织中的劳动者；

（2）所患疾病必须是从事职业活动中发生的；

（3）该疾病必须是因接触粉尘等有害物质引起的；

（4）职工所患职业疾病必须是国家规定的职业病范围内的。

45.职业病防治原则和措施是什么？

我国职业病防治工作的基本原则是职业病防治工作坚持预防为主、防治结合的方针，建立用人单位负责、行政机关监管、行业自律、职工参与和社会监督的机制，实行分类管理、综合治理。职业病预防遵循“三级”预防原则。具体措施有：①加强知识培训；②改进工艺设备；③佩戴防护用品；④做好应急工作；⑤做好监护工作；⑥加强监督。

46.哪些人不得从事有毒因素工作？

（1）粉尘作业单位

活动性肺结核患者；严重慢性呼吸道疾病患者，如萎缩性鼻炎、鼻腔肿瘤、支气管哮喘、支气管扩张、慢性支气管炎等；显著影响肺功能的胸部疾病，如弥漫性肺纤维化、肺气肿、严重胸膜肥厚和粘连、胸部畸形等；严重心血管系统疾病患者，不宜从事粉尘作业。

（2）金属和类金属毒物

铅作业岗位：患有神经系统器质性疾病、贫血、肾脏疾病、心血管器质性疾病患者，不得从事铅作业。

汞作业岗位：患有明显口腔疾病，神经系统疾病，肠道和肝脏、肾脏器质性疾病患者，不应从事汞作业；妊娠和哺乳期女工应暂时脱离汞接触。

铍、铬作业岗位：凡患有慢性呼吸道系统疾病，如慢性支气管炎、支气管扩张、支气管哮喘、肺气肿、活动性肺结核等；肝、肾器质性疾病；皮肤疾患，如慢性皮炎、湿疹、萎缩性鼻炎等，不应从事铍和铬作业。

47.如何诊断是否患职业病？

检查职业病或申请职业病诊断时可以从以下5个方面来着手。

（1）在进行职业病诊断时，要提供职业史、既往史。

（2）提供职业健康监护档案复印件。

（3）要提供职业健康检查结果。

（4）可以提供工作场所历年职业病危害因素检测及评价资料。

（5）提供诊断机构要求提供的其他必需的有关材

料。用人单位和有关机构应当按照诊断机构的要求,如实提供必要的资料。没有职业病危害接触史或者健康检查没有发现异常的,诊断机构可以不予受理。

48.职业性有害因素有哪些?

(1)生产环境因素。化学因素:有毒物质(一氧化碳、苯等),生产性粉尘(矽尘、水泥尘等);物理因素:高温、高压、噪声、X射线等;生物因素:SARS病毒、布氏杆菌等。

(2)社会经济因素。生产管理水平低、过重体力负荷、设备简陋等。

(3)生活方式。制度不完善、精神性职业紧张、夜班工作、吸烟饮酒过量、缺乏健康、劳动强度过大等等。

49.生产工艺过程中产生的有害因素有哪些?

(1)化学因素

有毒物质:如铅、汞、苯、一氧化碳、有机磷农药等。

生产性粉尘:矽尘、石棉尘、煤尘、水泥尘等。

(2)物理因素

高温、高压、噪声、X射线等。

(3)生物因素

SARS病毒、布氏杆菌等。

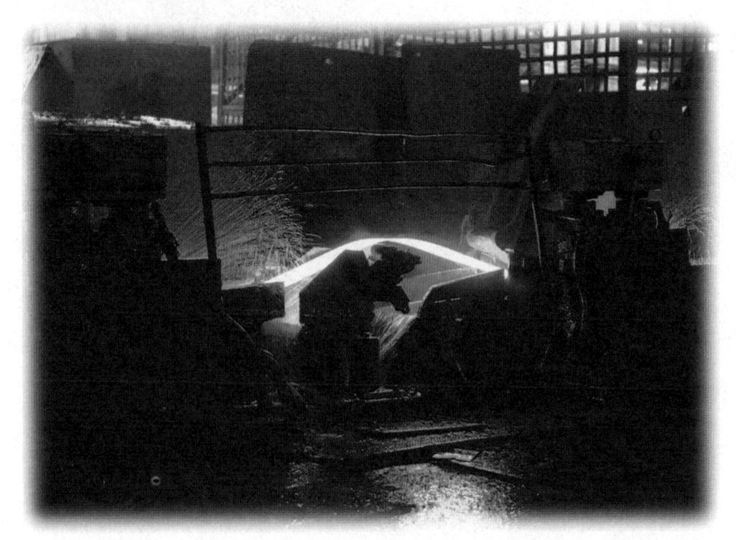

50.劳动过程中产生的有害因素有哪些?

(1)劳动组织不合理、劳动作息制度不合理等。

(2)精神(心理)过度紧张,如驾驶员。

(3)劳动强度过大或生产定额不当,如安排的作业与生理状况不相适应等。

(4)个体器官或系统过度紧张,如视力紧张、发音器官过度紧张等。

(5)长时间处于某种不良体位或使用不合理的工具等。

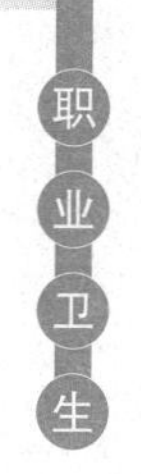

51.引起职业病的物理因素有哪些?

根据《职业病危害因素分类目录》,属于职业危害因素中的物理性有害因素有:①噪声;②高温;③低气压;④高气压;⑤高原低氧;⑥振动;⑦激光;⑧低温;⑨微波;⑩紫外线;⑪红外线;⑫工频电磁场;⑬高频电磁场;⑭超高频电磁场;⑮以上未提及的可导致职业病的其他物理因素。

52.引起职业病的化学因素有哪些?

化学因素共有375种,主要分类为:

(1)生产性毒物。窒息性毒物,如一氧化碳、氰化物、甲烷、硫化氢、二氧化碳等;刺激性毒物,如氯气、氨气、二氧化硫、光气、氯化氢、苯及其化合物、甲醇、乙醇、硫酸蒸气、硝酸蒸气、高分子化合物等;血液性毒物,如苯、苯的硝基化合物、氮氧化物、亚硝磷盐、砷化氢等;神经性毒物,如铅、汞、锰、四乙基铅、二硫化碳、有机磷农药、有机氯农物、汽油、四氯化碳等。

(2)生产性粉尘。如炼油生产过程中,有石油焦粉尘,使用催化剂硅酸铝粉(粉尘状)等;催化剂生产过程中,有金属粉尘、水泥粉尘等,此外,还有石棉尘、煤尘等。

53.引起职业病的生物因素有哪些?

职业病有害因素包括生物因素6种。①艾滋病病毒;②布鲁氏菌;③伯氏疏螺旋体;④森林脑炎病毒;⑤炭疽芽孢杆菌;⑥以上未提及的可导致职业病的其他生物因素。

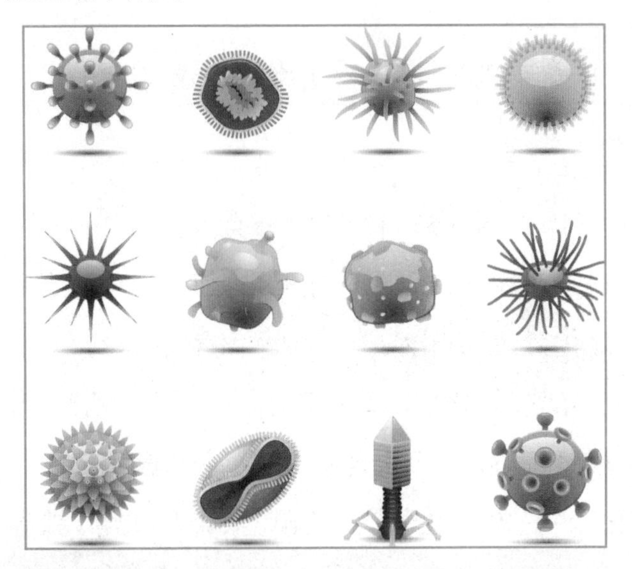

54.常见的职业病危害及防治措施是什么?

(1)汞中毒

防治要点:①改进和完善生产工艺。②防止汞的污

染和沉积，地面、墙壁、天花板、操作台宜用不吸附汞的光滑材料，操作台和地面应有一定倾斜度，以便清扫与冲洗。③加强个人防护，建立卫生操作制度。

(2)铅中毒

防治要点：①用无毒或低毒物代替铅。②加强工艺改革，使生产过程机械化、自动化、密闭化。③加强通风。④控制熔铅温度，减少铅蒸气溢出。⑤加强个人防护和卫生操作制度。

(3)苯中毒

防治要点：①用无毒或低毒的物质取代苯。②生产工艺改革和通风排毒。③加强个人防护，如戴防苯口罩或使用送风式面罩，进行上岗前和定期体检。④发生急性中毒时应迅速将中毒者移至空气新鲜处，立即脱去被污染的衣着，用肥皂水清洗被污染的皮肤；注意保温；呼吸心跳停止者应立即进行人工呼吸。

(4)一氧化碳中毒

防治要点：①改善生产设备，产生一氧化碳的地方要加强通风。②使用一氧化碳的锅炉、输送管道和阀门要经常维修，防止漏气。③设立报警器，普及自救、互救常识。④发生急性中毒，应迅速将中毒者移至空气新鲜处，解开领口，重度中毒者应及时抢救，呼吸停止者应进行人工呼吸。

(5)氨的毒作用

防治要点:皮肤灼伤迅速用清水彻底清洗,特别注意清洗腋窝及会阴等潮湿部位,注意及时清洗眼睛,每天剥离结膜囊,以防睑球粘连。

(6)硫化氢的毒作用

防治要点:①进入高浓度的硫化氢场所,应戴供氧式防毒面具,并应有专人在外监护。②注意设备的密闭和通风,设置自动报警器。③发生急性中毒,应迅速将患者移至空气新鲜处,进行对症抢救,保持呼吸道通畅,给氧;呼吸停止者应立即施行人工呼吸;有昏迷者可进行高压氧治疗。眼部污染应立即冲洗。

(7)噪声影响

防治措施:①对车间噪声进行监测和评价,严格执行《工业企业设计卫生标准》(GBZ 1—2010)。②采取控制噪声的技术措施以降低声源噪声、控制噪声传播和反射。③加强个人防护,做好听力保护和接触噪声工人的健康监护,合理安排劳动和休息。

(8)振动损伤

控制措施:①进行工艺改革,消除或减轻振动源。②根据振动工具的种类对工人接触振动的时间给以限制。③改善作业环境,寒冷季节要加强车间环境的防寒保暖,户外作业也要配备一定的防寒保暖设备。控制作业环境

中同时存在的噪声、毒物、高气湿，对防止振动的危害也有一定作用。④加强个人防护。⑤进行上岗前和定期体检，处理职业禁忌证，早期发现受振动危害的个体，及时治疗和处理。⑥严格执行振动卫生标准。

(9)射线装置及其特点

防护基本原则：①放射实践正当化。②放射防护最优化。③实行个人剂量限值。从事放射诊疗的单位或个人，应取得《放射诊疗许可证》。

55.金属和类金属能中毒吗?

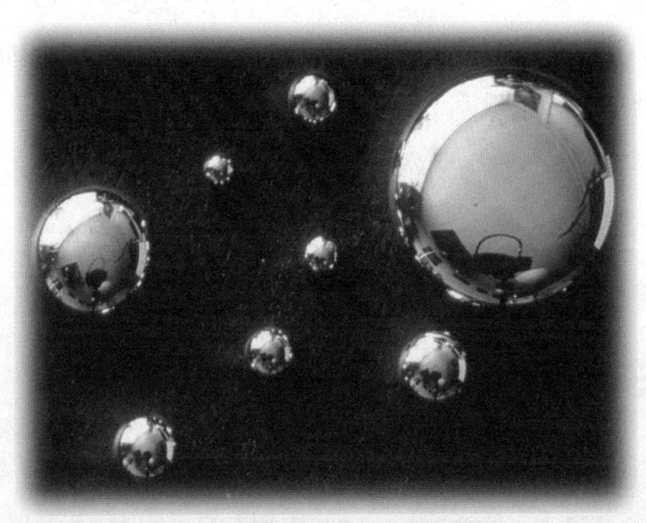

能中毒。金属根据理化特性可分为重金属、轻金属、类金属三种。金属中毒有铅中毒、四乙基铅中毒、锰中

毒、铬中毒、镉中毒等多种。类金属中毒有砷中毒和磷中毒等。铅中毒者口内有金属味、恶心、呕吐、阵发性腹绞痛、便秘或腹泻，严重者抽搐、瘫痪、昏迷、中毒性肝病、中毒性肾病、贫血、中毒性脑病等；四乙基铅中毒可产生严重的神经系统症状，部分患者全身疹子，有呼吸道刺激症状；铬对皮肤损伤明显；磷早期中毒症状一般为神经系统和消化系统症状等。

56.刺激性气体中毒及症状是什么？

工业生产中常见的气体主要有氯、光、氮氧化物、氨等。刺激性气体对呼吸道有明显的损害，主要是眼睛、上呼吸道刺激症状等，轻者为上呼吸道刺激症状，重者可产生喉咙浮肿、喉咙痉挛、中毒性肺炎，引起肺水肿，还会导致黏膜坏死、脱落、突然呼吸道堵塞窒息。

57.窒息性气体中毒及症状是什么？

常见的是二氧化碳中毒。不通风的发酵池、地下室、矿山、下水道、粮仓等，会有高浓度的二氧化碳积累。二氧化碳中毒多为急性中毒，进入高浓度二氧化碳环境后，几秒钟内昏迷不醒，不及时抢救就会死亡。此外，还有氰化物和甲烷中毒。

58.有机溶剂中毒及症状是什么?

工作场所常易诱发中毒的有机溶剂包括苯及苯系物、1,2-二氯乙烷、正已烷和三氯乙烯等,多发于电子、印刷、制鞋、玩具生产等行业。

有机溶剂中毒的一般症状为头痛、疲怠、食欲不振、头昏等。高浓度会引起急性中毒抑制中枢神经系统,使人丧失意识而产生麻醉现象,初期引起兴奋、昏睡、头痛、目眩、疲怠感、食欲不振、意识消失等;低浓度蒸气引起慢性中毒则影响血小板、红细胞等造血系统,鼻孔、齿龈及皮下组织出血,造成人体贫血现象。

59.高分子化合物中毒及症状是什么?

高分子化合物是由一种或者几种单体,经聚合或缩聚而成,广泛应用于工农业、国防工业、交通运输及生活用品等方面。

(1)氯乙烯

氯乙烯用作塑料原料及有机合成,也用作冷冻剂等。生产中主要由吸入氯乙烯蒸气导致中毒,经皮肤黏膜吸收也可引起中毒,损害肝、脾和神经系统,以及导致肢端溶骨症或肝血管肉瘤。

急性毒性表现为麻醉作用,轻度中毒时出现眩晕、胸闷、嗜睡、步态蹒跚等;严重中毒时,神志不清或呈昏睡状,甚至造成死亡。皮肤接触氯乙烯液体,可出现红斑、水肿、坏死。慢性中毒表现为神经衰弱综合征、四肢末端麻木、感觉减退,并有肝肿大、肝功能异常和消化功能障碍。皮肤可出现干燥、皲裂、脱屑、湿疹等。另有手部肢端溶骨症。

(2)二甲基甲酰胺

二甲基甲酰胺职业中毒常是吸入和皮肤吸收并存,且以皮肤吸收为主。对皮肤、黏膜有刺激性,进入人体后可损伤中枢神经系统和肝、肾、胃等重要脏器。

急性中毒主要表现为眼和上呼吸道的刺激症状,如流泪、咳嗽,中毒者还会出现头痛、头晕、嗜睡、恶心、上腹部剧烈疼痛等神经和消化系统症状,严重者会出现消化道出血。中毒数天后,患者会出现肝肿大、肝区压痛、黄疸、肝功能异常等肝损害症状和肾功能障碍,也可出现一过性心脏损伤。皮肤被二甲基甲酰胺污染后可出现皮疹、水肿、水疱、破溃、脱屑等,并会出现麻木、瘙痒和灼痛症状。慢性中毒可有皮肤、黏膜刺激,神经衰弱综合征,血压偏低,另有恶心、呕吐、胸闷、食欲不振、胃痛、便秘及

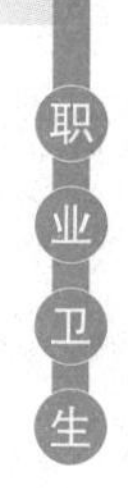

肝功能变化。

60.农药中毒及症状是什么?

农药中毒是指在接触农药过程中,农药进入机体的量超过了正常人的最大耐受量,使人的正常生理功能受到影响,引起机体生理失调和病理改变,表现出一系列的中毒症状。

农药中毒会表现为以下几方面的症状:

(1)局部刺激征:接触部位皮肤充血、水肿、皮疹、瘙痒、水泡,甚至灼伤、溃疡。有机氯、有机磷、氨基甲酸酯、有机硫、除草醚、百草枯等农药作用最强。

(2)神经系统表现:对神经系统代谢、功能,甚至结构的损伤,引起明显神经症状。常见有中毒性脑病、脑水肿、周围神经病而引起烦躁、意识障碍、抽搐、昏迷、肌肉震颤、感觉障碍或感觉异常等表现。以杀虫剂,如有机磷、有机氯、氨基甲酸酯等农药中毒常见。

(3)心脏毒性表现:对神经系统的毒性作用多是心脏功能损伤的病理生理基础,有些还对心肌有直接损伤作用。如有机氯、有机磷、百草枯、磷化锌等农药中毒,常致心电图异常(ST-T波改变、心律失常、传导阻滞)、心源性休克甚至猝死。

(4)消化系统症状:多数农药口服可引起化学性胃肠炎,出现恶心、呕吐、腹痛、腹泻等症状,如砷制剂、百草枯、有机磷、环氧丙烷等农药可引起腐蚀性胃肠炎,并有呕血、便血等表现。

61.生产性粉尘来源及防治措施是什么?

与生产过程有关而形成的粉尘叫生产性粉尘。几乎所有矿山和厂矿在生产过程中均可产生粉尘。生产性粉尘的主要来源有:①固体物料经机械性撞击、研磨、碾轧而形成,经气流扬散而悬浮于空气中的固体微粒。②物质加热时生产的蒸气在空气中凝结或被氧化形成的烟尘。③有机物质的不完全燃烧形成的烟。

生产性粉尘进入人体后,根据其性质、沉积的部位和数量的不同,可引起不同的病变。综合防尘措施可概括为八个字,即"革、水、密、风、管、教、护、检"。

"革":工艺改革。"水":湿式作业可以有效地防止粉尘飞扬。"密":密闭尘源。"风":通风排尘。"管":领导要重视防尘工作,防尘设施要改善,维护管理要加强,确保设备的良好、高效运行。"教":加强防尘工作的宣传教育,普及防尘知识,使接尘者对粉尘危害有充分的了解和认识。"护":受生产条件限制,在粉尘无法控制或高浓

度粉尘条件下作业，必须合理、正确地使用防尘口罩、防尘服等个人防护用品。“检”：定期对接尘人员进行体检；对从事特殊作业的人员应发放保健津贴；有作业禁忌证的人员，不得从事接尘作业。

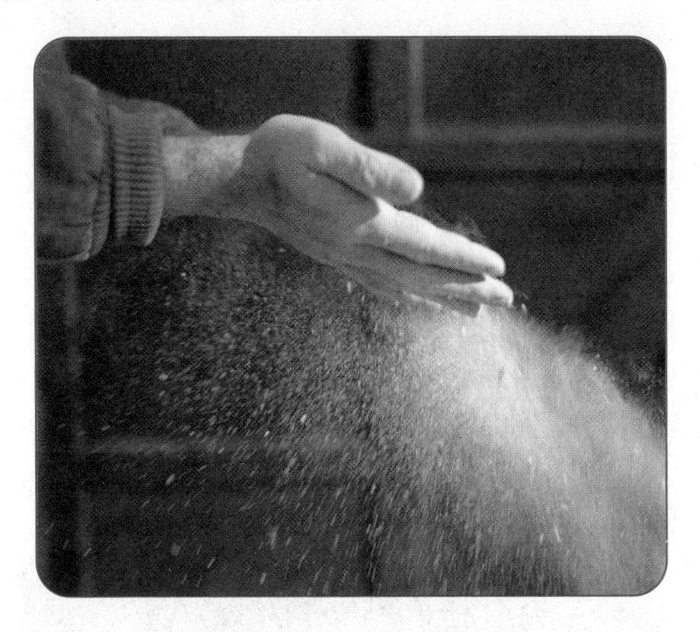

62.职业劳动者享有哪些职业卫生保护权利？

(1)获得职业卫生教育、培训；

(2)获得职业健康检查、职业病诊疗、康复等职业病防治服务；

(3)了解工作场所产生或者可能产生的职业病危害因素、危害后果和应当采取的职业病防护措施；

（4）要求用人单位提供符合防治职业病要求的职业病防护设施和个人使用的职业病防护用品，改善工作条件；

（5）对违反职业病防治法律、法规以及危及生命健康的行为提出批评、检举和控告；

（6）拒绝违章指挥和强令进行没有职业病防护措施的作业；

（7）参与用人单位职业卫生工作的民主管理，对职业病防治工作提出意见和建议。

63.职业病防治法规定工人主要有哪些义务？

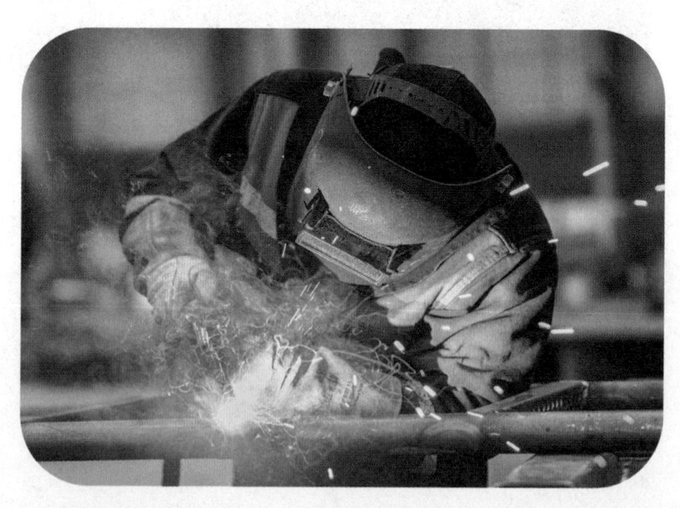

（1）劳动者应当学习和掌握相关的职业卫生知识，增强职业病防范意识；

（2）遵守职业病防治法律、法规、规章和操作规程；

（3）正确使用、维护职业病防护设备和个人使用的职业病防护用品；

（4）发现职业病危害事故隐患应当及时报告。

64.用人单位有哪些职业病防治责任？

《中华人民共和国职业病防治法》有明确规定，用人单位在职业病防治中的责任主要有：①职业健康保障责任。②职业卫生管理责任。③危害项目申报责任。④职业病危害检测责任。⑤健康监护责任。⑥职业病危害告知责任。⑦培训教育责任。

65.工人应不应该建立健康监护档案？

应该。用人单位应当按照《用人单位职业健康监护监督管理办法》的规定，为劳动者建立职业健康监护档案，并按照规定的期限妥善保存。

66.职业性尘肺病的表现与预防有哪些？

尘肺病人的临床表现主要有咳嗽、咯痰、胸痛、呼吸困难四大症状,此外一些病人可有喘息、咯血以及某些全身症状。早期尘肺病人咳嗽不明显,但随着病程的进展,咳嗽可明显加重。

控制尘肺的关键在于预防。我国已经总结出尘肺综合性预防的“八字方针”,即“革、水、密、风、护、管、教、检”。对从事接尘作业的劳动者来说,要做到:参加上岗前体检及防尘培训;使用防尘口罩;定期参加职业健康体检,做到早发现、早诊断、早治疗;注意营养,增强体质,防止肺结核、支气管炎、肺炎、肺气肿等并发症。

67. 如何预防职业性中暑?

(1)加强职业防护:在户外,应当尽量选择轻薄、宽松及浅色的服装。高温作业劳动者工作服应以耐热、导热系数小而透气性好的织物制成。工作服宜宽大又不妨碍操作。按不同作业的需要,供给工作帽、防护眼镜、面罩、手套、鞋盖、护腿等个人防护用品。特殊高温作业的劳动者,如炉衬热修、清理钢包等工种,为防止强烈热辐射作用,须佩戴隔热面罩并且穿着隔热、阻燃、通风的防热服,如喷涂金属(铜、银)的隔热面罩、铝膜隔热服等。

(2)科学补充水分:至少每小时喝2~4杯水(500~1000ml),水温不宜过高,饮水应少量多次。高温天气时,不要饮用含酒精或大量糖分的饮料，且避免饮用过凉的冰冻饮料。

(3)注意补充盐分和矿物质：大量出汗会导致体内盐分与矿物质的流失。要及时补充流汗的过程中身体所需要的盐分和矿物质。

(4)注意饮食及休息：少食高油高脂食物，饮食尽量清淡，摄取足够的热量，补充蛋白质、维生素和钙。保持充足的睡眠和休息。

(5)随身携带防暑降温的药物：如藿香正气水、人丹、十滴水、风油精等。当因高温感到身体不适时，要立即停止活动，迅速到背阴或凉爽通风的地方休息。

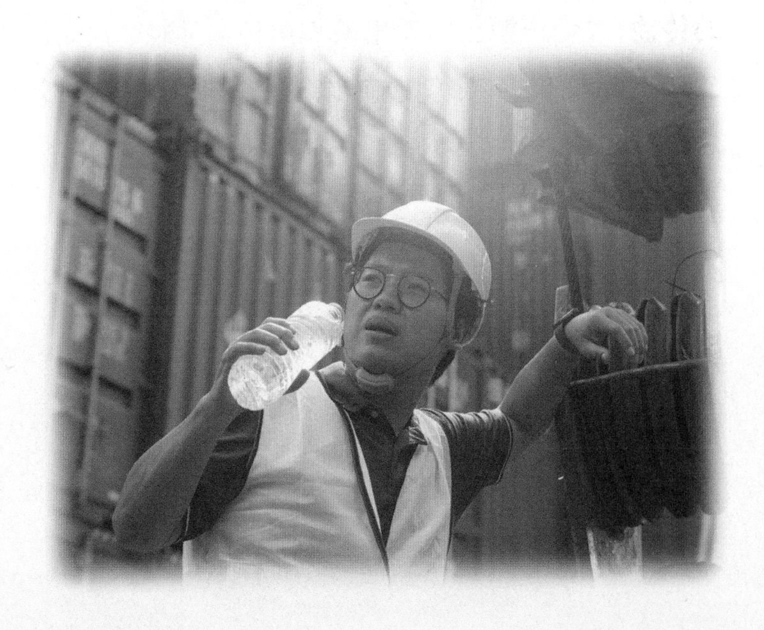

68.如何减少噪声污染?

为减低噪声对四周环境和人类的影响,噪声控制方式主要对噪声源、噪声的传播路径及接收者三者进行隔离或防护,将噪声的能量做阻绝或吸收。

(1)控制噪声源。降低声源噪声,工业、交通运输业可以选用低噪声的生产设备和改进生产工艺,或者改变噪声源的运动方式,如用阻尼、隔振等措施降低固体发声体的振动。

(2)阻断噪声传播。在传音途径上降低噪声,控制噪声的传播,改变声源已经发出的噪声传播途径,如采用吸音、隔音、音屏障、隔振等措施,以及合理规划城市和建筑布局等。

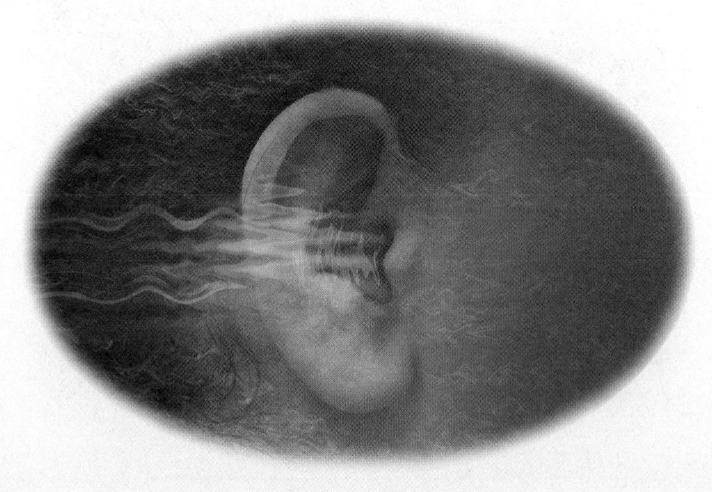

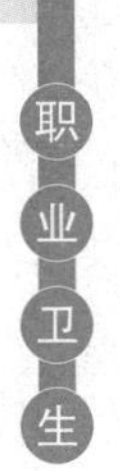

(3)在人耳处减弱噪声。受音者或受音器官的噪声防护,在声源和传播途径上无法采取措施,或采取的声学措施仍不能达到预期效果时,就需要对受音者或受音器官采取防护措施,如长期职业性噪声暴露的工人可以戴耳塞、耳罩或头盔等护耳器。

69.噪声聋的预防措施有哪些?

(1)用人单位

①改进机器设备、生产工艺等多方面措施,控制噪声源,定期对工作场所进行噪声检测。

②为劳动者提供防护用品,并指导劳动者正确佩戴,做好个人防护。

③定期为噪声作业工人安排职业健康体检,以便发现患者早期临床症状,并及时脱离噪声环境。

④在工作场所张贴噪声危害标识、防护标识。

⑤通过宣传有关噪声危害、控制、防治等知识,增强工人防噪意识。

⑥对噪声岗位工作工人进行岗前培训及定期培训,提升劳动者个人防护技能。

(2)劳动者

①做好个人防护措施,如正确佩戴耳塞、耳罩等。

②就业前按要求进行职业健康体检，取得听力的基础资料。

③关注自身健康状况，有渐进性听力下降、耳鸣等症状应及时就医。

70. 如何防护粉尘污染？

①优化生产工艺；②密封尘源；③湿式作业，防治二次扬尘；④增加防尘投资，提高防尘效果；⑤做好个人安全防护措施，戴好防尘口罩、防尘面具、头盔、防护服等。

71. 如何正确佩戴耳塞与口罩？

（1）耳塞佩戴

①将泡棉耳塞用手搓细；

②将耳塞轻轻塞入耳道；

③用手指按压1min，使耳塞膨胀充盈耳道；

④正确佩戴完成，噪声可以下降15～30dB。

（2）佩戴口罩

将口罩稍微用力拉平展开，双手拉平口罩，对准面部方向，注意口罩上沿离眼睛1cm为最佳位置。左手将口

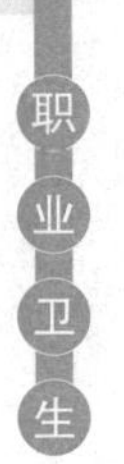

罩轻轻按压在鼻梁处，此时应保证鼻梁处于口罩的中心位置。用右手将口罩带子挂向耳朵后方根部，注意要挂在耳根处，否则很容易脱落。右手轻轻按住口罩，左手将另外一根挂绳挂到耳朵后方。完成初步佩戴。调整口罩，在耳部位置，正确覆盖范围是下巴至眼睛下方1cm。整理抚平嘴部的部分。

72.如何在放射诊疗时做好个人防护？

(1)控制照射量，特别是应尽量避免对性腺和红骨髓的直接照射，特殊需要时加铅橡皮防护。

(2)病人应在有防护的区域候诊，绝不允许在机房内候诊。

(3)尽可能减少曝光次数和曝光量，杜绝不必要的复查。

(4)检查过程中用片和照射野尽可能缩小。

(5)要求工作人员工作熟练、细致、准确，避免失误，杜绝或尽可能减少误照和重照。

(6)确定控制台上的部件和指示器完好，准确可靠，操作熟练准确。

(7)应避免X线骨盆测量，以超声检查代替。

(8)孕早期应当避免X线检查。

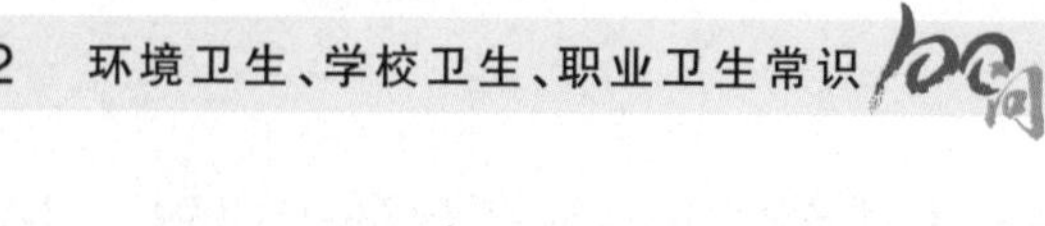

73.喷漆会引起哪些职业病？

(1)败血：油漆和装饰胶中大量使用的苯系物会损害造血机能，引发血液病；也可致癌，诱发白血病。

(2)过敏：普通聚酯漆中的重要组分TDI在国家标准GB 5044—85中被列为高度危害级物质，诱发皮疹、头晕、免疫力下降、呼吸道受损、哮喘等过敏反应。

(3)脑毒：表现为神经系统受损。油漆中的溶剂长期蓄积于中枢神经系统，导致大脑细胞受损，引发慢性溶剂中毒综合征、神经性精神功能紊乱等等，使儿童智力降低。

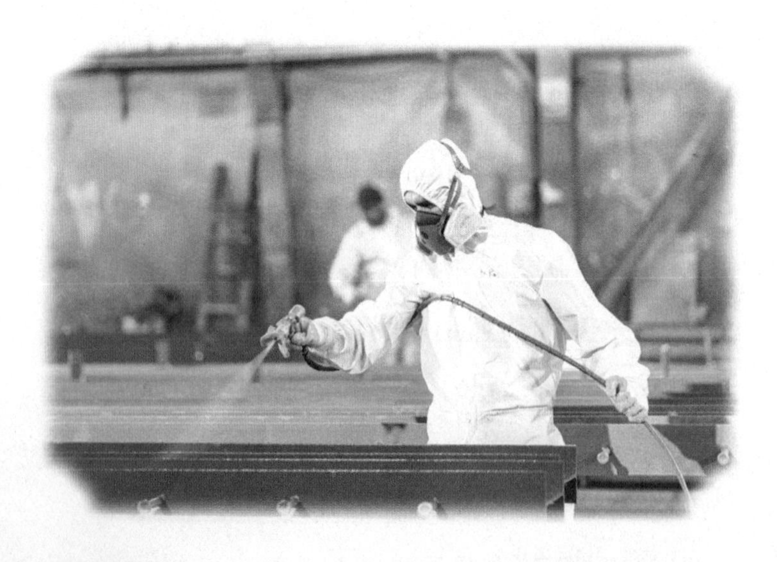

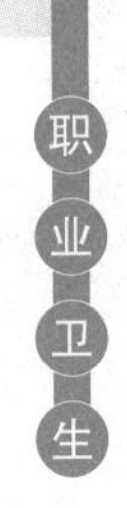

74.喷漆工如何选择防护用品?

(1)手工喷涂油漆时,必须戴好防毒口罩和防护手套,穿长袖紧身工作服,佩戴眼镜等。特别是在喷涂硝基漆或过氯乙烯漆时,一定要注意站在上风头,并最好佩戴送风式防毒面具。避免油漆接触皮肤和溶剂气体直接进入呼吸系统。防护口罩要注意经常洗换。

(2)工作场所必须有良好的通风、防毒、除尘等设施。在没有防护设备的情况下,应注意使空气流通,加速有毒气体的逸散。

(3)手上沾有油漆时,不要用苯类溶剂进行擦洗,最好事先戴上手套或搽上医用凡士林。

(4)为了防止有机溶剂及其气体对皮肤的沾染,可涂用无形手套液。保护手部不受油漆和溶剂的沾染,并且对皮肤还有滋润营养作用。工作完毕后,在温水中用肥皂清洗干净。

(5)红丹防锈漆由于含有较多的四氧化三铅,所以最好采用刷涂方法,而不要采用喷涂的方法施工,以避免因喷涂而扩散在空气中的铅类颜料直接吸入人体。或用其他防锈漆代替红丹防锈漆。

(6)操作人员不得在施工现场进食,饭前或下班后要用肥皂洗手、洗脸，并换下工作服，进行淋浴。感到气管干结时，应多喝白糖水。

(7)操作人员在工作时如有头痛、眩晕、恶心等，要立即离开工作现场，到空气新鲜处休息。较严重时应马上送医院抢救和治疗。

(8)操作人员应定期进行体格检查，对有症状者要及时治疗并调离油漆施工岗位。

(9)油漆施工现场必须备有灭火器材，主要是泡沫灭火机或二氧化碳灭火器。

75.职业健康检查能忽视吗？

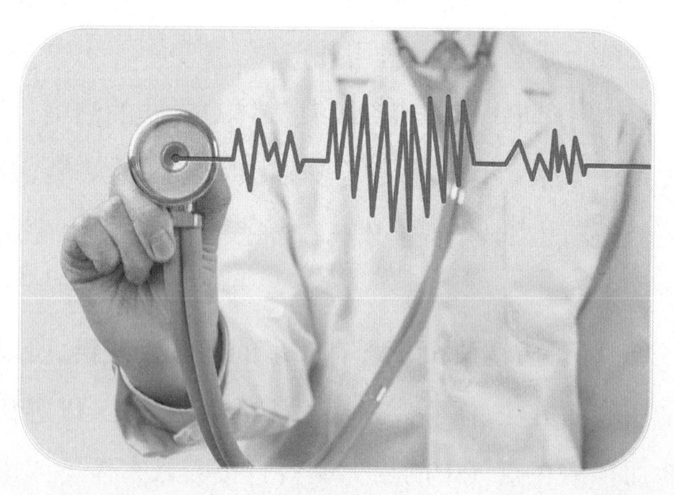

不能。在全面协调发展的社会，人的生命健康是最珍贵的，这要求任何地方、任何单位都不能为换取眼前利

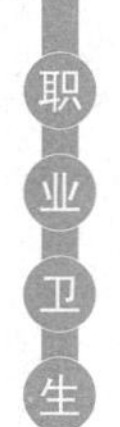

益而忽视职业病防治,必须用科学的发展观正确处理经济、社会发展和劳工保护之间的矛盾。

76.有机溶剂会引起哪些职业病?

(1)神经毒性。以脂肪烃(正己烷、戊烷、汽油)、芳香烃(苯、苯乙烯、丁基甲苯、乙烯基甲苯)、氯化烃(三氯乙烯、二氯甲烷),以及二硫化碳、磷酸三邻甲酚等脂溶性较强的溶剂为多见。有机溶剂对神经系统的损害大致有三种类型:第一种为中毒性神经衰弱和植物神经功能紊乱。有头晕、头痛、失眠、多梦、嗜睡、无力、记忆力减退、食欲不振、消瘦,以及多汗、情绪不稳定、心跳加速或减慢、血压波动、皮肤温度下降或双侧肢体温度不对称等表现。第二种为中毒性末梢神经炎。大部分表现为感觉型,其次为混合型。可有肢端麻木、感觉减退、刺痛、四肢无力、肌肉萎缩等表现。第三种为中毒性脑病,比较少见,见于二硫化碳、苯、汽油等有机溶剂的严重急、慢性中毒。

(2)血液毒性。以芳香烃,特别是苯最常见。苯达到一定剂量即可抑制骨髓造血功能,往往先有白细胞减少,以后血小板减少,最后红细胞减少,成为全血细胞减少症。个别接触苯的敏感者,可发生白血病。

(3)肝肾毒性。多见于氯代烃类有机溶剂,如氯仿、四氯化碳、三氯乙烯、四氯乙烯、三氯丙烷、二氯乙烷等中毒。中毒性肝炎的病理改变主要是脂肪肝和肝细胞坏死。有肝区痛、食欲不振、无力、消瘦、肝脾肿大、肝功能异常等表现。有机溶剂引起的肾损害多见为肾小管型,产生蛋白尿,肾功能呈进行性减退。

(4)皮肤黏膜刺激。多数有机溶剂均有程度不等的皮肤黏膜刺激作用,但以酮类和酯类为主。可引起呼吸道炎症、支气管哮喘、接触性和过敏性皮炎、湿疹、结膜炎等。

77.有机溶剂如何防护?

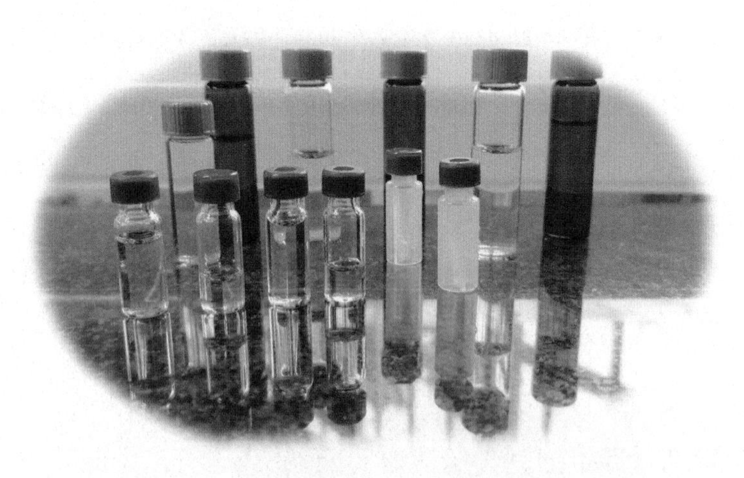

生产和使用有机溶剂时,要加强密闭和通风,减少有机溶剂的逸散和蒸发。采用自动化和机械化操作,以减

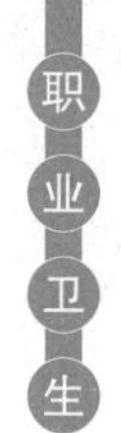

少操作人员直接接触的机会。应使用个人防护用品，如防毒口罩或防护手套。皮肤黏膜受污染时，应及时冲洗干净。勿用污染的手进食或吸烟。勤洗手、洗澡与更衣。应定期进行健康检查，及早发现中毒症状时，进行相应的治疗和严密的动态观察。

78.如何预防职业性一氧化碳中毒？

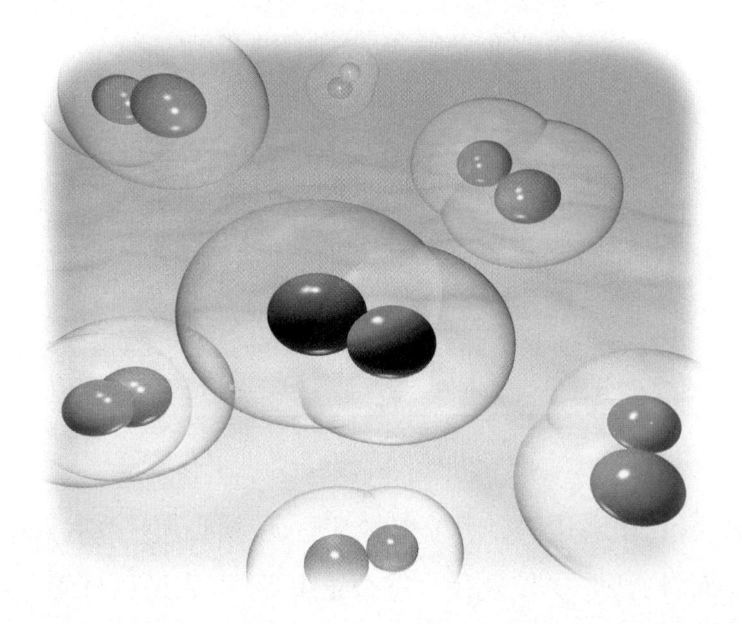

应该加强工人职业卫生知识培训，增强自我防范和自救互救能力。对可能产生一氧化碳的设施要严加密闭，工作空间要提供局部排风和全面通风设施；作业时严禁明火、高热，使用防爆电器和照明设备；穿防静电工作

服;作业场所禁止饮食、吸烟;及时换洗工作服;进入密闭空间或其他高浓度作业区,须有专人监护,严格遵守安全操作规程;浓度超标时,佩戴一氧化碳过滤式防毒口罩或面具;紧急事态抢救或撤离时,佩戴空气或氧气呼吸器。

79.如何预防职业性磷化氢中毒?

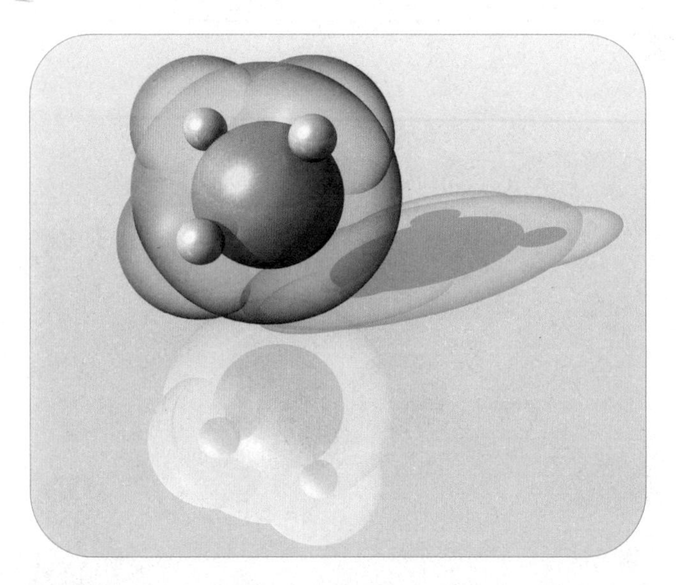

(1)用磷化铝熏蒸杀虫时,进入现场必须佩戴有效防毒面具,严守操作规程。熏杀结束后,彻底通风排毒,经用硝酸银试纸快速检测,确认无毒后方可进入。

(2)生产、包装、贮存、运输磷化铝、磷化锌、电石、硅铁过程中必须保持干燥,严防受潮,加强通风。运输过程中严禁人货同仓。

（3）赤磷转化锅的开锅和碱煮工段，必须有良好的通风排毒设施。

（4）使用磷化锌配制的杀鼠毒饵必须有鲜明标志。

80.如何预防职业性硫化氢中毒？

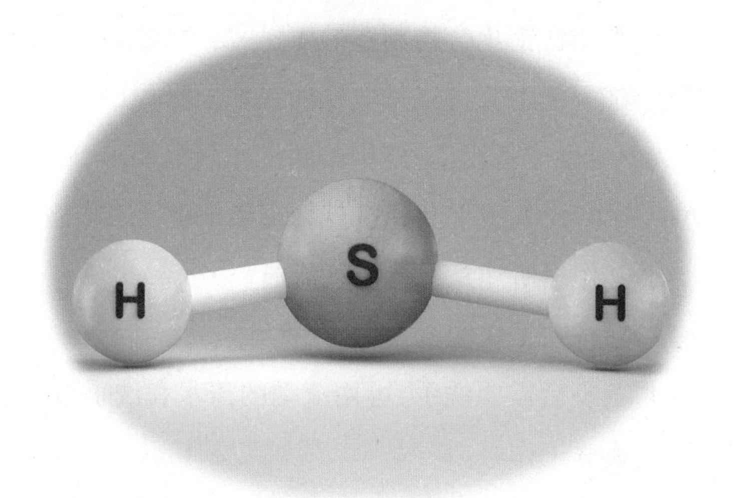

（1）呼吸系统防护：空气中浓度超标时，佩戴过渡式防毒面具（半面罩）。紧急事态抢救或撤离时，建议佩戴氧气呼吸器或空气呼吸器。

（2）眼睛防护：戴化学安全防护眼镜。

（3）身体防护：穿防静电工作服。

（4）手防护：戴防化学品手套。

（5）其他：工作现场严禁吸烟、进食和饮水。工作毕，淋浴更衣。及时换洗工作服。作业人员应学会自救互救。进入罐、限制性空间或其他高浓度区作业,须有人监护。

81.如何预防职业性铅中毒?

工作中应注意以下几点预防措施:

(1)铅和含铅化合物制造的工厂,熔铅炉需要将温度控制在400～500℃,可以采取密闭操作及吸风回收,消灭或者减少铅烟或者铅尘,严格按照操作规范要求,做好日常防护工作,比如戴手套、戴口罩,按要求更换工作服等。

(2)工作场所注意保持空气流通。

(3)禁止在工作场所吸烟、饮食等。

(4)下班后需要洗手,可用流动的清水和洗手液洗手及洗澡、换洗工作服。

(5)工作场所如果空气中铅浓度超标,可以佩戴电动送风式呼吸器或者过滤式防尘口罩,如果发现患者出现铅中毒现象,应该首先帮助病人脱离中毒环境,保持患者呼吸道通畅,立即送往当地正规医院进行驱铅治疗。

82.如何预防职业性氯乙烯中毒?

(1)加强生产设备及管道的密闭和通风,将车间空气中氯乙烯的浓度控制在职业接触限值以内。

(2)加强健康监护,每年体检1次,接触浓度高者每1~2年做手指X线检查,并查肝功。精神、神经系统疾病、肝肾疾病及慢性皮肤病患者禁止从事氯乙烯作业。

(3)进釜出料和清洗之前,先通风,或用高压水冲洗,佩戴防护服和送风式防毒面罩。

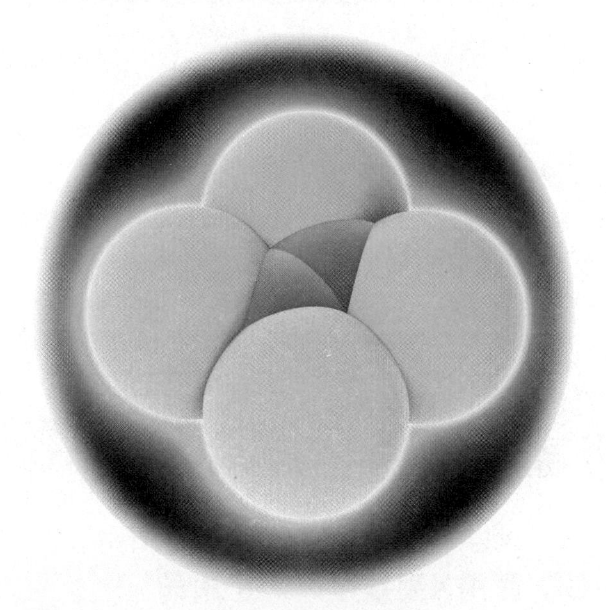

83.布鲁氏菌病也是职业病吗?

布鲁氏菌病是职业病。是人在职业活动中感染布氏杆菌而引起的布氏杆菌病,是一种人畜共患的传染-变态反应性疾病,是国家法定职业病。

84.炭疽也是职业病吗?

炭疽病是我国法定职业病之一,是由炭疽杆菌引起的人畜共患的急性传染病。炭疽主要为食草动物(牛、羊、马等)的传染病。人接触患炭疽的动物后,可以受染而患病。

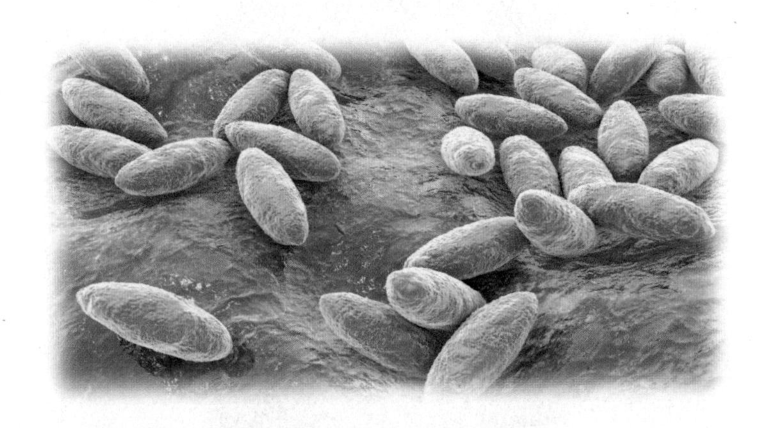

85.医用X射线个人防护用品如何选择和使用?

见表1。

使用方法:禁止扣腰带时过度用力,切勿腰带扣合过度。扣合后,必须检查防护服上出现的褶皱,并尽量平整这些褶皱。在穿着防护服时,切勿坐在防护服上,严禁蹲、躺或压靠在防护服上；防护服必须远离热源，切勿穿着防护服时依靠在暖气上，切勿把防护服存放或悬挂在暖气旁；切勿将防护服与尖锐物体接触。

表1　放射检查个人防护用品选用

放射检查类型	个人防护用品	辅助防护设备
放射诊断学用X射线设备同室透视、摄影	铅橡胶围裙，选配：铅橡胶帽子、铅橡胶颈套、铅橡胶手套、铅防护眼镜	铅防护屏风
床旁摄影	铅橡胶围裙，选配：铅橡胶帽子、铅橡胶颈套	铅防护屏风
骨科复位等设备旁	铅橡胶围裙，选配：铅橡胶帽子、铅橡胶颈套、铅橡胶手套	移动铅防护屏风
介入放射	铅橡胶围裙、铅橡胶帽子、铅橡胶颈套、铅防护眼镜，选配：铅橡胶手套	铅悬挂防护屏、铅防护吊帘、床侧防护帘、床侧防护屏，选配：移动铅防护屏风

86.个体防护用品如何选用?

(1)根据工作场所有害因素进行选用

①粉尘有害因素

在《工作场所有害因素职业接触限值》(GBZ 2)中规定有47种粉尘,工作场所环境应采用防颗粒物的呼吸器,例如自吸过滤式防颗粒物呼吸器及送风过滤式产品。

②化学性有害因素

有毒物质有329种,凡是作业场所超过限值,除采取防毒工程技术措施外,还应提供个人防护用品。这些防毒呼吸用品应符合过滤式防毒面具通用技术条件、矿用一氧化碳自救器等要求;供气式防毒用品应符合自给式压缩空气呼吸器标准要求。

③物理有害因素

针对不同的有害因素,可选用相应的防护用品,如防紫外红外辐射伤害的护目镜和面具、焊接护目镜产品;高温辐射场所选用阻燃防护服。有静电和电危害的作业场所应选用防静电工作服和防静电鞋;防止电危害应选用带电作用屏蔽服或高压静电防护服以及电绝缘鞋(靴)、电绝缘手套等防护用品。有机械、打击、切割伤害的作业场所,应选用安全帽、安全鞋和防护手套、护目镜等防护

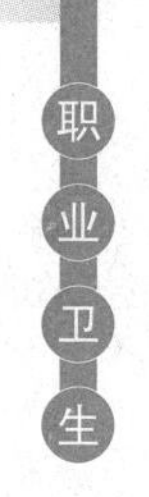

用品。

④生物性有害因素

如接触皮毛、动物引起的炭疽杆菌感染、布氏杆菌感染，森林采伐引起的脑炎病菌感染，医护人员接触患者引起细菌、病毒性感染。在这些场所选用医用防护口罩；选用医用一次性防护服。

（2）根据作业类别选用

在《劳动防护用品选用规则》（GB/T 11651）中对38种作业规定了如何选用防护用品，例如高处作业（如建筑安装架线、高崖作业旁悬吊、涂装货物堆垒）应选用安全帽、安全带和防滑工作鞋，存在物体坠落、撞击的作业（如建筑安装、冶金、采矿、钻探、造船、起重、森林采伐）应选用安全帽和安全鞋。

（3）根据工作场所有害因素的测定值选用

如果工作场所粉尘浓度较低，选用随弃式防颗粒物呼吸器级别KN95即可；如粉尘属石棉纤维，则应选用KN100的呼吸器（可更换式半面罩或全面罩）；如工作场所的有害物质是缺氧（空气中氧含量低于18%）或剧毒品，当浓度很高危及生命时，则应选用隔离式空气呼吸器或氧气呼吸器等防护用品。

（4）根据有害物对人体作用部位进行选用

如果有害物会伤害头部、耳、眼面、呼吸、手臂、身体、皮肤、足部等部位，应根据不同部位进行相对应防护用品的选用。

(5)根据人体尺寸进行选用

个人使用的防护用品只有与个人尺寸相匹配才能发挥最好的防护功能，因此，在选用个人防护用品时应有不同型号供使用者选用。

劳动防护用品不是可有可无的物品，它是保障从业人员安全和健康的最后一道防线，用人单位应遵循国家法规，为从业人员配发劳动防护用品，选用有工业生产许可证和安全标志的产品，选用符合国家标准或行业标准要求的产品。

87.如何预防密闭空间事故?

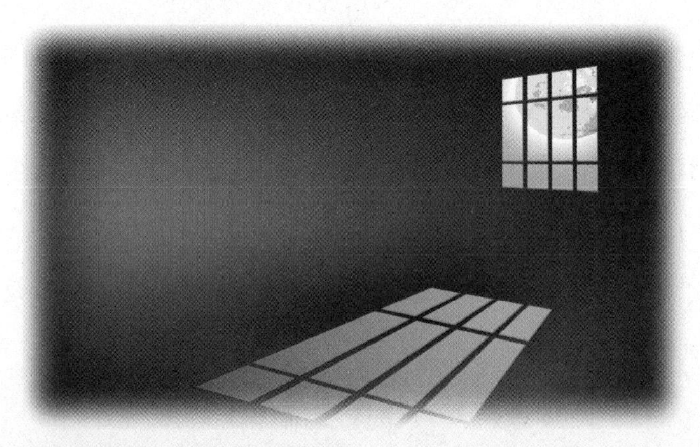

预防密闭空间职业危害事故的原则：

(1)要对密闭空间内防爆、缺氧和有毒气体情况进行持续地监测；

(2)要在开始作业前对密闭空间进行持续地通风换气；

(3)要配备相应的应急防护救援设施。

88.煤矿粉尘如何危害人体健康?

煤矿粉尘是导致煤矿工人各种呼吸道和肺部职业病的“元凶”,如果长期接触并吸入高浓度粉尘,日积月累就可引发各类呼吸系统及肺部疾病,如尘肺、硅肺等。煤矿粉尘对人体健康的危害作用可分为以下几点:

(1)局部作用

短时间接触或是吸入大量的粉尘颗粒,会对皮肤、角膜、鼻腔黏膜、上呼吸道等产生局部的刺激作用,并产生一系列的病变。例如,粉尘作用于角膜,有可能导致角膜炎症、溃疡等,并加重眼干症状;粉尘作用于呼吸道,早期可引起鼻腔毛细血管扩张,会诱发鼻炎、咽炎、气管及支气管炎等。

(2)全身作用

人体肺部长期大量吸入含有游离二氧化硅的岩尘达到一定量后,可引起肺组织弥漫性纤维化病变,又称硅肺病。硅肺病患者在较长时间内可能无明显的自觉症状，随着病情的迁延日久或是有合并病症时，出现咳嗽咳痰、胸闷气短等症状，并逐渐加重，继而引起慢性阻塞性肺病，伴肺功能损害等疾病。

人体长期吸入煤尘，可引起肺组织纤维化病变，导致煤矿工尘肺病。逐渐会出现咳嗽咳痰、胸闷气短等呼吸道症状；尤其是发展至晚期，呼吸道症状更加明显，并出现胸痛，咳出的多半是黑色黏液状痰，甚至影响病人的日常生活和活动。

（3）相关并发症

煤矿粉尘在导致尘肺病与硅肺病的同时，还会引起相关的很多并发症如肺结核、支气管肺炎、肺癌。

89.用人单位应当如何保护女职工的职业健康？

用人单位应当自觉履行企业的社会责任与法律责任，尤其是存在职业病危害因素的工业企业，要贯彻落实《中华人民共和国职业病防治法》《中华人民共和国劳动法》《中华人民共和国职业安全法》《中华人民共和国妇女权益保障法》和《女职工劳动保护特别规定》等法律法规。

企业在组织生产劳动过程中，应当加强对女职工的劳动保护，不得安排女职工从事禁忌劳动。同时，应当采取措施改善劳动安全卫生条件，对女职工进行劳动安全卫生知识培训，应将本单位存在职业病危害的岗位书面告知女职工。并依法开展职业健康监护和职业卫生监测，确实保护女职工的职业健康与生殖健康。

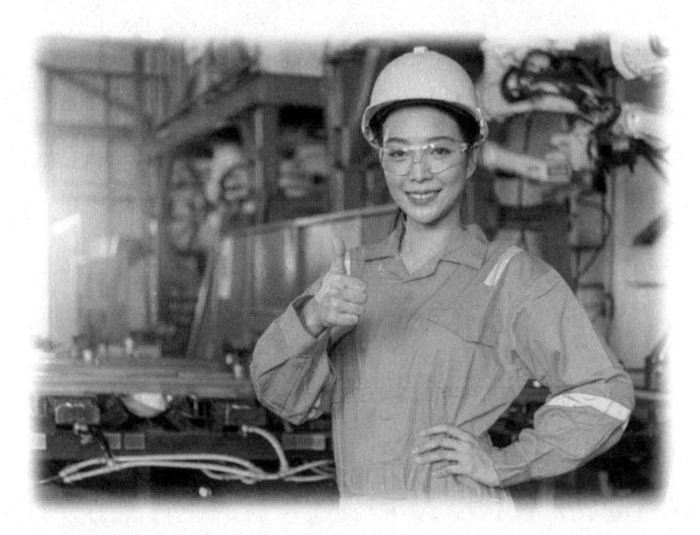

90. 女职工在工作中可能接触到哪些职业危害因素？

在工业生产活动中，女职工接触的职业危害因素主要有：化学毒物，如铅、汞、镉等重金属，苯、正己烷、二氯化碳等有机溶剂，还有生产性粉尘；物理因素，如核与放射性物质、高强度噪声、电磁辐射、振动、超高温、超低温等；生物因素，如养殖、皮毛加工、林区作业可能接触到布氏杆菌、森林脑炎病毒等；还有超长时间、超强负荷、人机工效学因素导致的职业危害；高新技术行业可能接触到的一些有害因素。

91. 过度负重对女职工健康有哪些不良影响？

女工负重劳动可引起腹压、盆腔压力增高，引起子宫后倾、子宫下垂、月经失调、痛经；一般情况下可以通过休息得到恢复，但是如果长时间、过度负重可以导致严重的子宫脱垂；女工在怀孕期间过度负重，会造成盆腔血流不畅、瘀血等，影响胎儿在子宫中正常发育，容易引起流产、早产等。

另外，未成年人与青春期少女由于身体发育尚未成熟，过度负重会增加髋骨压力，影响人体正常生长发育，尤其易造成骨盆狭窄，影响其成年后的生育能力，所以未成年女性不宜从事过度负重的劳动。

92. 女职工能否从事低温作业？

不能。《女工劳动保护特别规定》中规定，在月经期间和怀孕期间不得从事低温作业。按照《低温作业分级》(GB/T 14440)的规定，工作环境平均气温等于或低于5℃的作业，即属于低温作业。例如各类冷冻冷藏作业、寒冷季节野外(户外)作业等属于全身性受冷的作业。低温作业享受劳动保护待遇。

按工作日实际接触低温作业时间4h,作业环境温度分别为5～0℃、0～－10℃、－10～－15℃、－15～－20℃四个档次;将低温作业分为一、二、三、四级,级别越高表示冷强度越大。

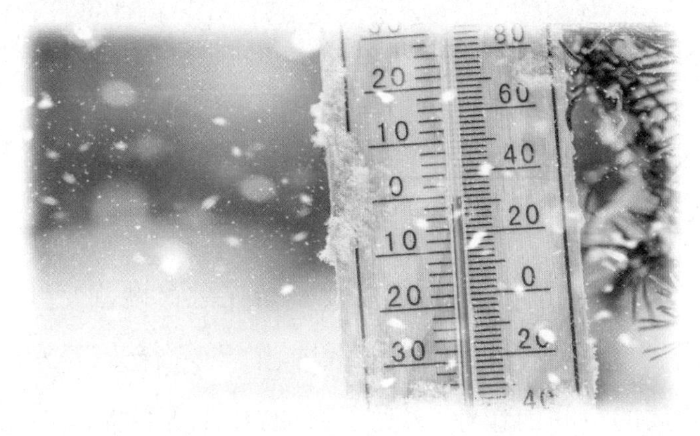

93.女职工能否从事冷水作业?

不能。《女工劳动保护特别规定》规定,女职工在月经期间和怀孕期间不得从事低温冷水作业。

《冷水作业分级》(GB/T 14439)规定,操作人员接触冷水(属于身体如手脚等局部受冷作业)温度等于或小于12℃的作业,称为冷水作业。按工作日实际接触冷水作业时间4h,接触冷水温度12～10℃、10～6℃、6～2℃、2～0℃,将冷水作业分为一、二、三、四级，级别越高表示冷强度越大。

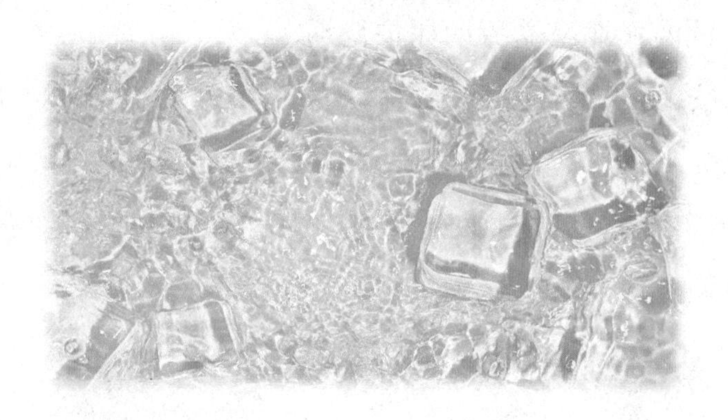

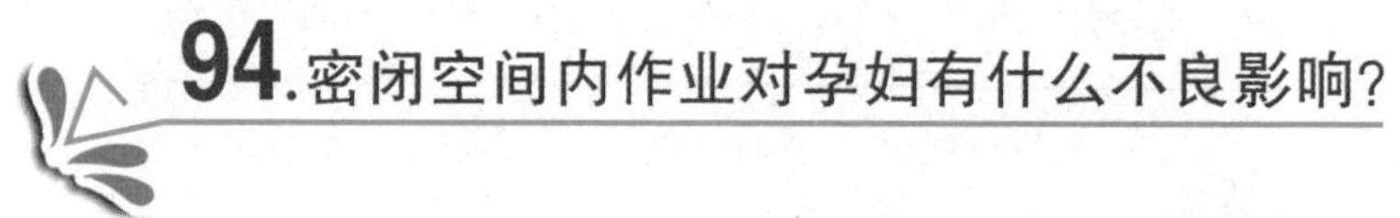

94.密闭空间内作业对孕妇有什么不良影响？

所谓密闭空间内作业主要是指在贮存罐、贮存塔、反应罐、反应池、下水管道、地下坑、贮藏窖、仓储等密闭或半开放的空间内作业，多见于石油、化工等行业。

由于密闭空间系统处理不干净，残存有毒有害、易燃易爆物质；空间通风不良，氧气不足；周围环境存在复杂的危险因素等，易发生中毒、窒息、火灾、爆炸等职业安全与职业病危害事故，对孕妇和胎儿造成严重伤害。

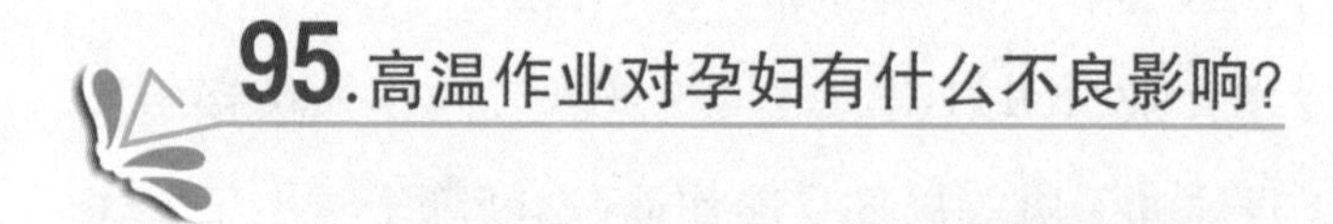

95.高温作业对孕妇有什么不良影响？

高温作业容易导致体温调节功能紊乱，水、电解质失衡，发生中暑反应，严重时会引起心血管、神经系统、肝肾功能损害等，严重的中暑反应会影响孕妇及胎儿健康，或导致流产、早产。怀孕女职工禁忌从事高温作业分级三级以上的作业。

高温作业三级的界定：25～28℃温度下作业时间超过361min；29～32℃温度下作业时间241～360min；33～36℃温度下作业时间121～240min；39～42℃温度下作业120min以内。

96.职业妇女怀孕期间能否接触非密封型放射源放射物质？

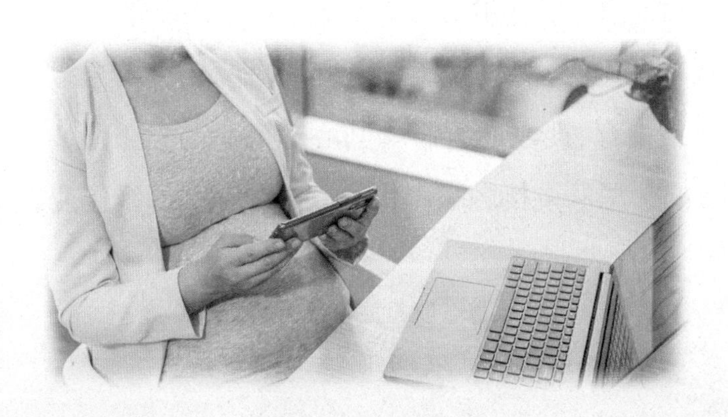

电离辐射对人类的阈值范围是0.1～0.2Gy。国际放射防护委员会(ICRP)建议，妇女孕期过程中对下腹部照射应不超过2mSv，并限制放射性核素的摄入量，约控制在1/20年摄入量限值以下。

在工业生产方面主要见于核能、核燃料生产、使用与回收;在医药卫生方面主要见于核医学研究,放射性同位素治疗与科学实验室放射性同位素(如碳-14)的使用;在农业方面诸如采用同位素示踪技术等。

97.高强度噪声对孕妇及胎儿有什么不良影响?

高强度噪声易损害女性生殖功能。研究表明,孕妇长时间接触超过90dB的高强度噪声可能导致母体自身烦躁不安,胎动增加,胎儿在母体发育迟缓,自然流产、早产率和低出生体重儿发生率增高;国外有研究认为,孕妇长时间在接触高强度噪声环境中作业,可能影响新生儿的听力发育,严重的可影响其心理健康与学习能力。因此孕妇禁忌从事接触噪声作业分级二、三、四级作业。

98.苯及苯系列化合物对孕妇有什么特殊损害?

苯是一种有特殊芳香味的无色液体,易挥发,可经呼吸道吸入或皮肤吸收进入人体。苯经皮肤接触短时间容许浓度为10mg/m^3。在制鞋、箱包、橡胶、医药等行业中应用较多。短时间接触高浓度的苯可出现苯中毒,表现为

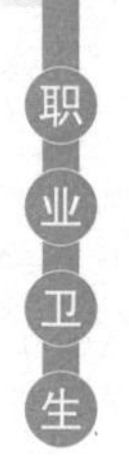

中枢神经系统症状，可因呼吸循环衰竭而死亡；长时间低浓度接触者可出现神经衰弱综合征、植物神经功能紊乱等，可损害造血系统，导致白血病。女性接触苯可导致月经紊乱，经期延长，月经量过多。

孕妇接触苯及其苯系化合物可能会导致胎儿发育迟缓，出现低出生体重儿、死胎、自然流产等，还可能会导致儿童患白血病的危险性增高。

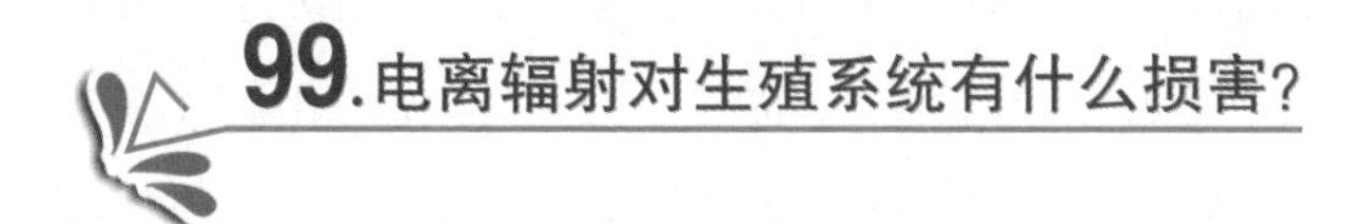

99.电离辐射对生殖系统有什么损害？

电离辐射对人体的作用主要是由于电离辐射的能量被物质吸收，造成种种辐射效应而引起体内细胞的损伤，其中以DNA的损伤最为重要，它会影响细胞的成活和繁殖。电离辐射对男性和女性的生殖系统都可以造成损害。对男性可致精子数减少、活动度降低及畸形精子增加，从而影响生育能力。

当女性受到不同程度的电离辐射时，可导致卵巢功能衰退，卵泡减少，月经不调、闭经甚至永久不育。孕妇如果受电离辐射照射，对胎儿、新生儿的影响非常显著，发育中的胚胎或胎儿对电离辐射高度敏感。电离辐射对胚胎或胎儿的损害，取决于照射剂量与受精时间，在受精后0～14d，辐射可导致受精卵或胚胎死亡；受精后第3～8周

(主要器官形成期)受照可导致畸形、白内障和生长缓慢;妊娠第8~25周中枢神经系统对辐射特别敏感,甚至可能引起严重的智力迟缓。

100.您有工作压力吗?怎样舒缓职业紧张?

工作压力是个体所在工作岗位的要求与个人所拥有的能力和资源不平衡时出现的心理与生理反应,呈现持续状态,可导致身心健康的损害。又被称作“职业紧张”或“职业应激”。面对工作压力,要学会缓解压力。

(1)积极面对问题,跟同事与上司讨论解决问题的方法。

(2)加强时间管理,合理安排工作,不过分强求。

(3)均衡及充足的饮食,避免不健康食品。

(4)经常运动,强健体魄。

(5)充足睡眠,睡前摒除杂念。

(6)丰富业余生活,聆听音乐、参加旅游等休闲活动。

(7)学会肌肉放松和呼吸放松法,心境平和。

(8)与同事、家人、朋友建立良好关系,建立支援网络。

(9)遇到问题或困扰,向信赖的家人、朋友、同事倾诉。

(10)寻求专业人员帮助:如压力持续,出现严重身体或心理症状,自己无法解脱或自我放松无效时,可向心理咨询师或专业服务机构求助。